JN231711

オールカラー　第**2**版

解剖生理
ポイントブック

著
内田陽子

医学監修
宇城啓至

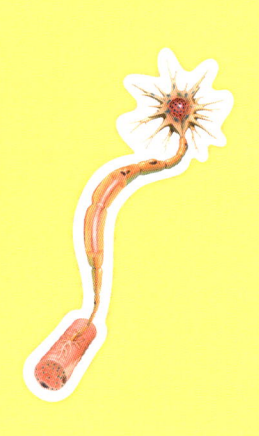

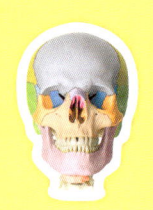

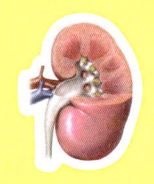

照林社

はじめに

　人体は、コンピューターなど足元にも及ばない緻密な構造と機能をもち、互いに連携し、全体のバランスを保っています。臨床のケアの現場では、患者を理解することが求められます。その理解の目は、身体的・精神的・社会的な面から包括的にみる視点に加えて、さらに細分化してみる力が要求されます。

　患者のもつ問題点や困りごとは、身体の失調（疾患や症状など）が原因であることが多く、人体のどこの構造やメカニズムに問題が起こっているのか調べなければなりません。それを探求すると、患者の現象の意味がわかり、すべてがつながっていることに気づかされます。そこから、ケアの方向性がみえてきます。私は看護教員ですが、人体の魅力に引き込まれる解剖生理が、学生のときから好きでした。

　本書『解剖生理ポイントブック』の初版は、看護の視点も入れて、解剖生理をできるだけコンパクトにまとめました。看護師・看護学生だけでなく、介護支援専門員、介護職員、リハビリテーション職員など、多くの方に活用していただいています。このたびの第2版では、医学監修を宇城啓至先生にお願いし、より臨床に生きる内容を追加、ブラッシュアップしました。

　臨床の現場では、分厚い解剖生理の本を確認したり、電子媒体で検索したりすることができない状況にあります。そのとき、手軽に本書を開いていただければ、イラストが豊富なため、時間をかけずにポイントがつかめます。そして、その後、じっくりと詳細な専門書を熟読していただければ、より理解が深まると思います。ぜひ、看護ケアのアセスメントに役立てていただければと願っています。

2019年2月

内田陽子

C O N T E N T S

6 消化器系

装丁：熊アート　本文デザイン・図版作成：熊アート
カバー・本文メディカルイラスト：村上寛人、村上　郁　DTP制作：株式会社明昌堂

本書の特徴と活用法

- 医療者が「これだけは最低減知っておきたい」人体の知識について、簡潔な文章とリアルなイラストで解説しています。
- 解剖生理は学ぶだけでなく、臨床に生かすことが重要です。検査や疾患、症状、ケアなど、患者さんをみるときに役立つ関連知識を豊富に盛り込みました。

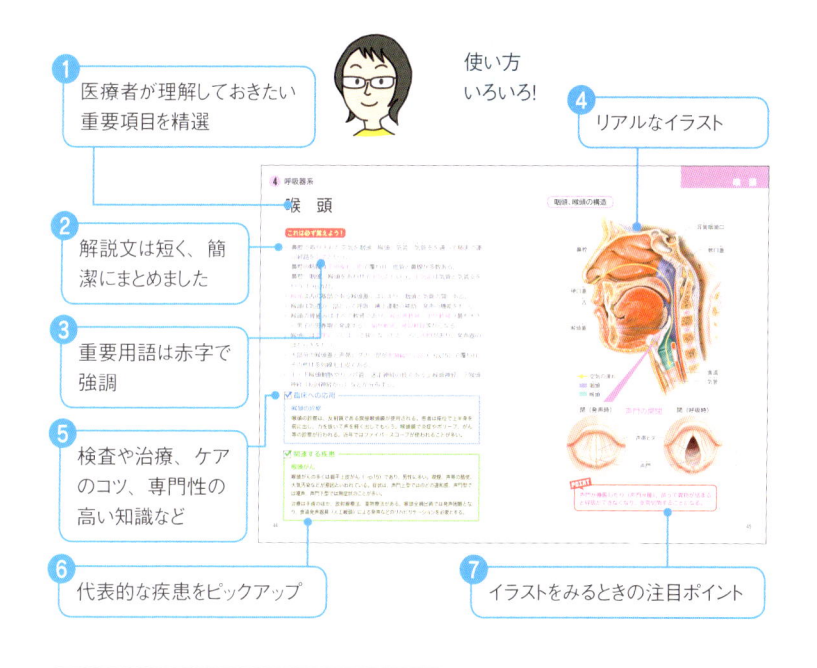

使い方 いろいろ！

1 医療者が理解しておきたい重要項目を精選

2 解説文は短く、簡潔にまとめました

3 重要用語は赤字で強調

5 検査や治療、ケアのコツ、専門性の高い知識など

4 リアルなイラスト

6 代表的な疾患をピックアップ

7 イラストをみるときの注目ポイント

- 人体に関する数値や検査値は、成書を参考に汎用されている数値に基づいています。
- 検査基準値は測定法によっても異なり、各施設でそれぞれ設定されているものも多くあります。本書を活用する際には、あくまでも参考になる値としてご利用ください。
- 本書で紹介しているケアやアセスメント法などは、著者が臨床例をもとに展開しています。実践により得られた方法を普遍化すべく努力しておりますが、万一、本書の本書の記載内容によって不測の事態等が起こった場合、執筆者、出版社はその責を負いかねますことをご了承ください。

全身の骨格

これは必ず覚えよう！

- 人間の主な骨格は、頭蓋骨、脊柱、胸郭、骨盤、上肢骨、下肢骨で形成されている。
- 頭蓋骨は脳を、胸郭は心臓と肺を保護する。
- 脊柱は体の支柱を、下肢は体全体を支える。
- 上肢は生活での動きを担う。

POINT

骨は約200個あり、軸骨格と付属肢骨格（上肢・下肢）からなる。
- ・軸骨格：頭蓋骨＋椎骨＋肋骨
- ・上肢：上肢帯（鎖骨＋肩甲骨）＋自由上肢
- ・下肢：下肢帯（寛骨）＋自由下肢

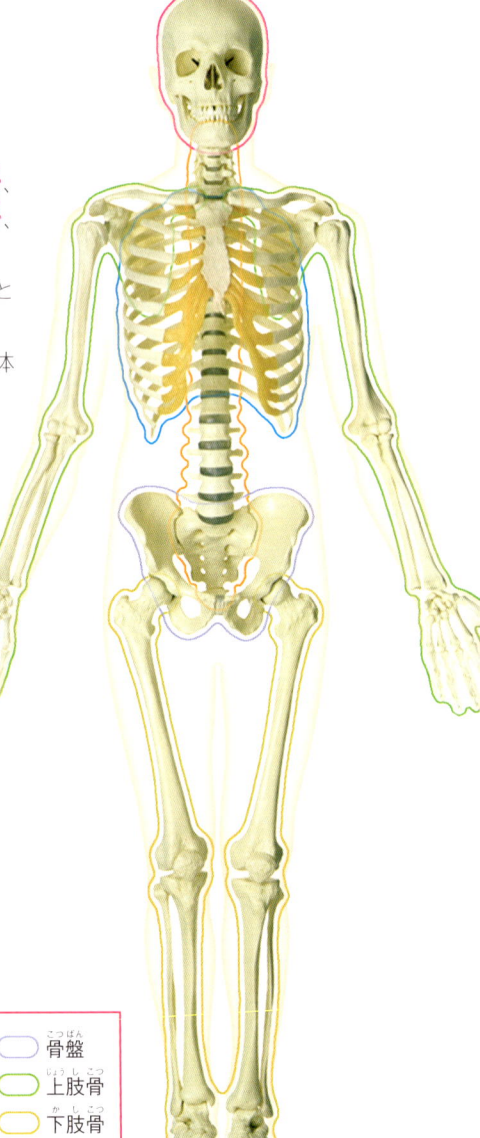

⬭ 頭蓋骨（とうがいこつ）	⬭ 骨盤（こつばん）
⬭ 脊柱（せきちゅう）	⬭ 上肢骨（じょうしこつ）
⬭ 胸郭（きょうかく）	⬭ 下肢骨（かしこつ）

骨格系の構造

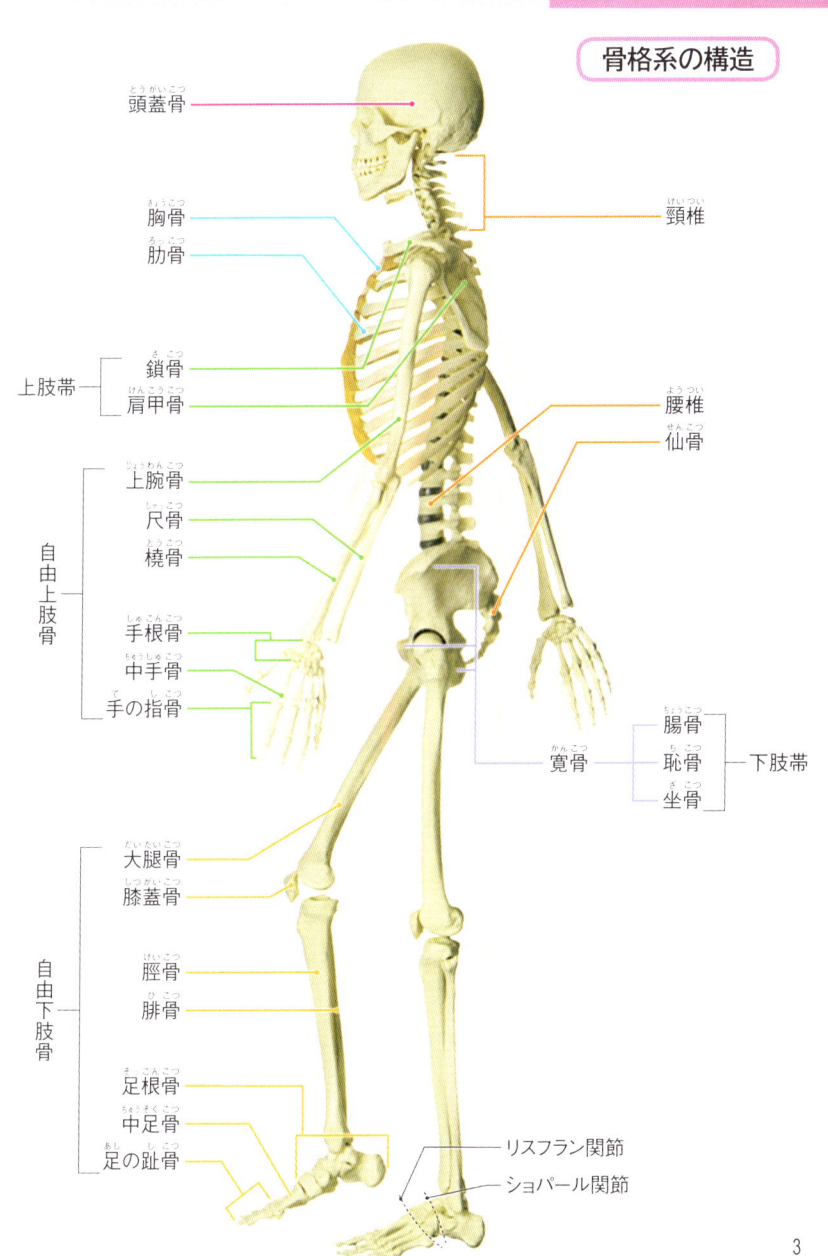

頭蓋骨（とうがいこつ）

胸骨（きょうこつ）
肋骨（ろっこつ）

頸椎（けいつい）

上肢帯
鎖骨（さこつ）
肩甲骨（けんこうこつ）

腰椎（ようつい）
仙骨（せんこつ）

自由上肢骨
上腕骨（じょうわんこつ）
尺骨（しゃっこつ）
橈骨（とうこつ）
手根骨（しゅこんこつ）
中手骨（ちゅうしゅこつ）
手の指骨（てのしこつ）

腸骨（ちょうこつ）
寛骨（かんこつ）
恥骨（ちこつ）
坐骨（ざこつ）
下肢帯

自由下肢骨
大腿骨（だいたいこつ）
膝蓋骨（しつがいこつ）
脛骨（けいこつ）
腓骨（ひこつ）
足根骨（そくこんこつ）
中足骨（ちゅうそくこつ）
足の趾骨（あしのしこつ）

リスフラン関節
ショパール関節

3

全身の筋

これは必ず覚えよう！

- 全身の主な筋の名称
  ①位置・所在による名称：外・内肋間筋、上腕筋、前頭筋など
  ②走向による名称：外・内腹斜筋、大腿直筋など
  ③形状による名称：三角筋、菱形筋、大腿方形筋など
  ④作用による名称：大内転筋、回外筋など
  ⑤筋頭、筋腹の数による名称：上腕二頭筋、大腿四頭筋、顎二腹筋など
- 筋の両端のうち体幹に近いほうを起始、遠い端を停止という。筋の起始に近い部分を筋頭、遠い部分を筋尾という。中央の太い部分は筋腹という。
- 同じ方向に協力してはたらく筋の関係を協力筋（例：上腕筋と上腕二頭筋）、相反する関係を拮抗筋（例：上腕二頭筋と上腕三頭筋）という。

☑ 臨床への応用

筋肉内注射の主な選択部位

筋肉内注射は、①三角筋前半部、もしくは②大腿四頭筋外側広筋の中心部、③中殿筋（片側殿部上外の区画）で行う。

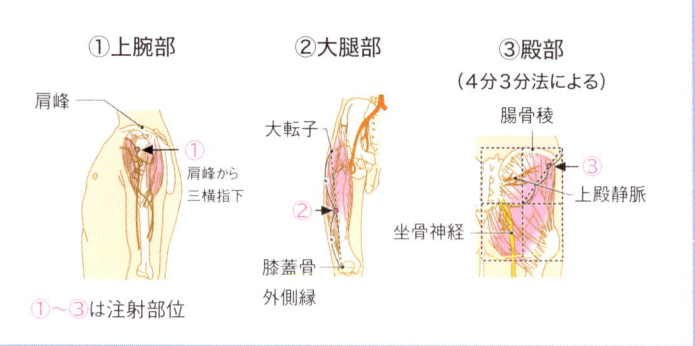

①上腕部 ②大腿部 ③殿部（4分3法による）

肩峰 / ① / 肩峰から三横指下

大転子 / ② / 膝蓋骨外側縁

腸骨稜 / ③ / 上殿静脈 / 坐骨神経

①〜③は注射部位

前面

後面

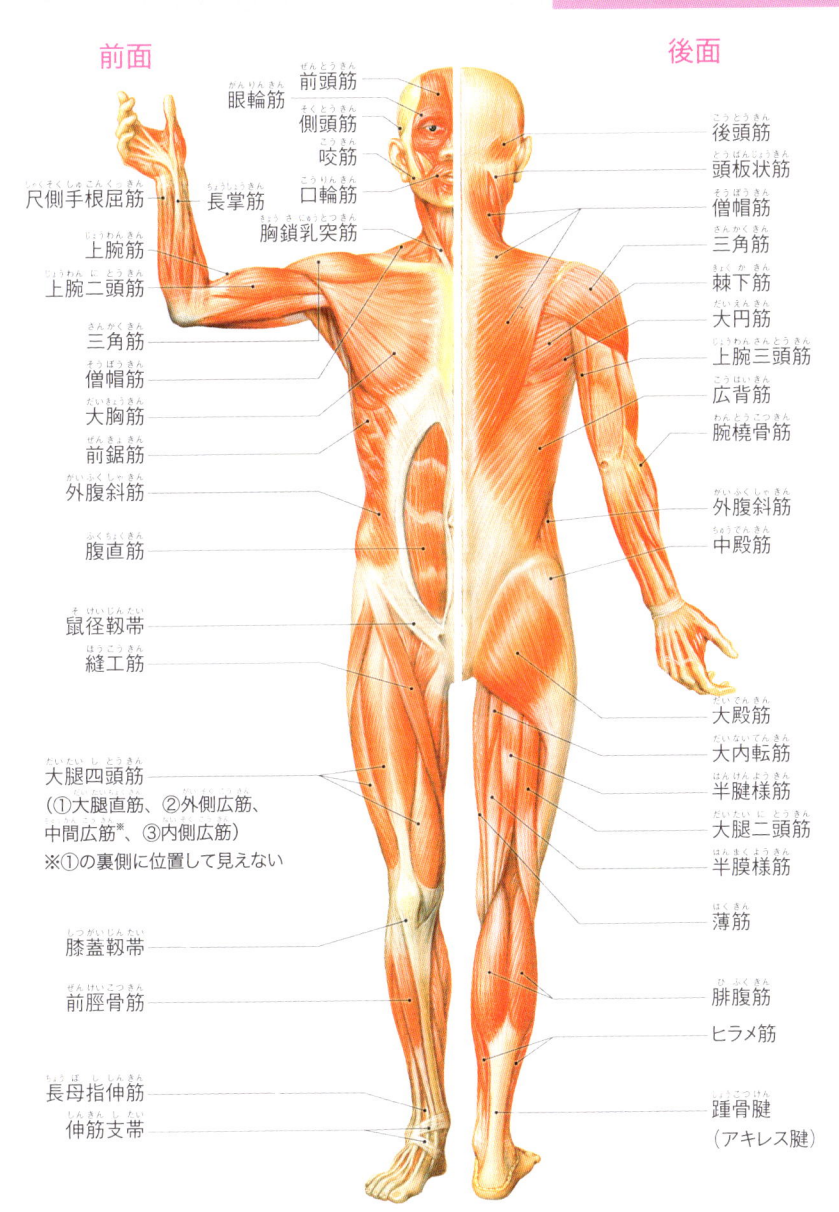

眼輪筋
前頭筋（ぜんとうきん）
側頭筋（そくとうきん）
咬筋（こうきん）
口輪筋（こうりんきん）
胸鎖乳突筋

尺側手根屈筋（しゃくそくしゅこんくっきん）
長掌筋（ちょうしょうきん）
上腕筋（じょうわんきん）
上腕二頭筋（じょうわんにとうきん）
三角筋（さんかくきん）
僧帽筋（そうぼうきん）
大胸筋（だいきょうきん）
前鋸筋（ぜんきょきん）
外腹斜筋（がいふくしゃきん）
腹直筋（ふくちょくきん）

鼠径靱帯（そけいじんたい）
縫工筋（ほうこうきん）

大腿四頭筋（だいたいしとうきん）
（①大腿直筋、②外側広筋、
中間広筋※、③内側広筋）
※①の裏側に位置して見えない

膝蓋靱帯（しつがいじんたい）

前脛骨筋（ぜんけいこつきん）

長母指伸筋（ちょうぼししんきん）
伸筋支帯（しんきんしたい）

後頭筋（こうとうきん）
頭板状筋（とうばんじょうきん）
僧帽筋（そうぼうきん）
三角筋（さんかくきん）
棘下筋（きょくかきん）
大円筋（だいえんきん）
上腕三頭筋（じょうわんさんとうきん）
広背筋（こうはいきん）
腕橈骨筋（わんとうこつきん）
外腹斜筋（がいふくしゃきん）
中殿筋（ちゅうでんきん）

大殿筋（だいでんきん）
大内転筋（だいないてんきん）
半腱様筋（はんけんようきん）
大腿二頭筋（だいたいにとうきん）
半膜様筋（はんまくようきん）
薄筋（はくきん）

腓腹筋（ひふくきん）
ヒラメ筋

踵骨腱（しょうこつけん）
（アキレス腱）

全身の神経

- 脳と脊髄を中枢神経といい、身体のすみずみまで広がっている末梢神経と相互に伝達し合う。
- 末梢神経は、機能的に自律神経と体性神経に分類される。
- 神経系は全身に神経線維（→p.20）という神経突起を張りめぐらし、各器官や細胞などに一定の指令を伝達する。

神経系の分類：つくり（構造的側面）

中枢神経	・脳	大脳 間脳（視床、視床下部） 脳幹（中脳、橋、延髄） 小脳
	・脊髄	
末梢神経	・脳神経（第I〜XII） ・脊髄神経（C1〜8、T1〜12、L1〜5、S1〜5、Co）	

神経系の分類：はたらき（機能的側面）

自律神経	・交感神経系：心拍数増加、血圧上昇など身体は活動状態へ ・副交感神経系：心拍数減少、血圧低下など身体は休息状態へ
体性神経	・感覚神経（求心性神経）：身体の各部から中枢へ ・運動神経（遠心性神経）：中枢から身体の外部へ

☑ 臨床への応用

脳の損傷と麻痺

一般に脳に梗塞が起きると反対側の半身に麻痺が現れる。

（例）左側の大脳が障害されると右半身に麻痺が起こる。運動を支配する脳の神経線維が脳幹の延髄で交叉し、反対側の手足を支配するため。

全身の主な神経

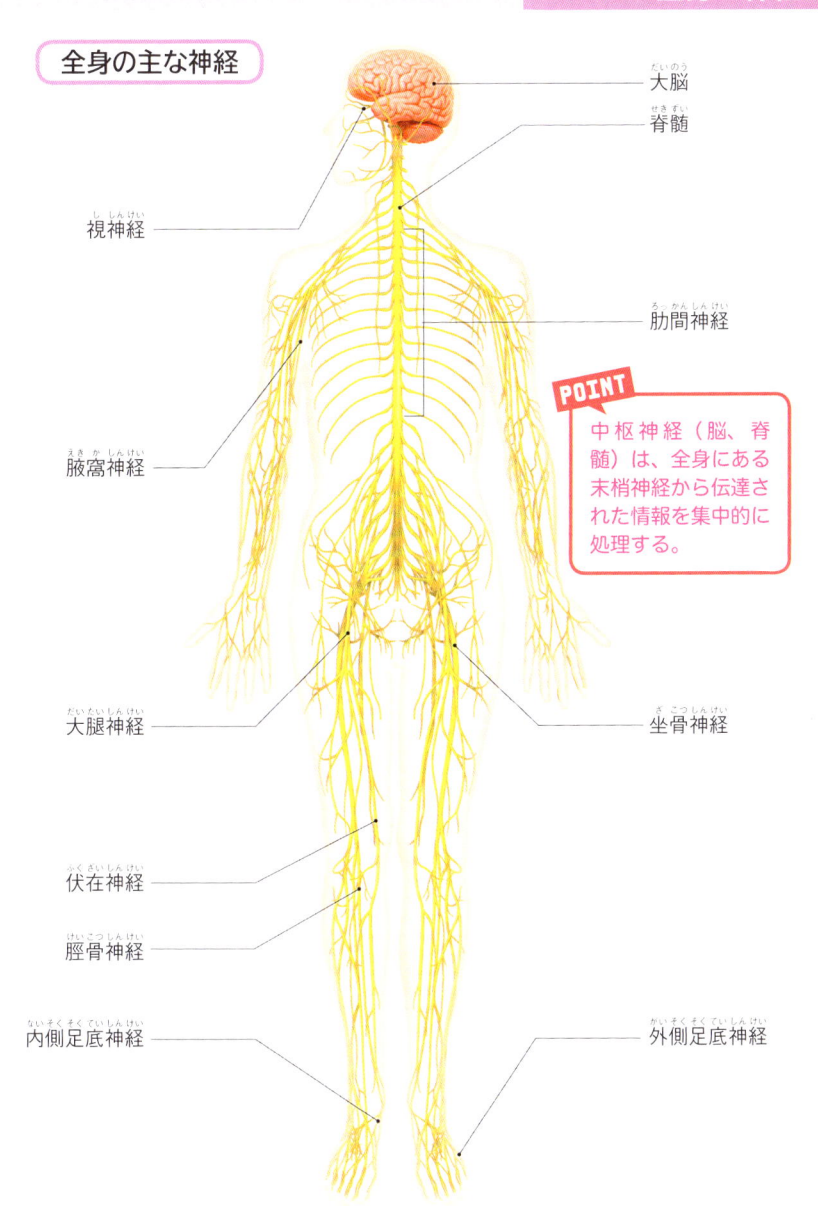

大脳 (だいのう)

脊髄 (せきずい)

視神経 (し しんけい)

肋間神経 (ろっかんしんけい)

POINT

中枢神経（脳、脊髄）は、全身にある末梢神経から伝達された情報を集中的に処理する。

腋窩神経 (えきかしんけい)

大腿神経 (だいたいしんけい)

坐骨神経 (ざこつしんけい)

伏在神経 (ふくざいしんけい)

脛骨神経 (けいこつしんけい)

内側足底神経 (ないそくそくていしんけい)

外側足底神経 (がいそくそくていしんけい)

全身の臓器

これは必ず覚えよう！

- 内臓は体内、特に胸腔や腹腔にある器官である。
- 臓器は内臓も含め、体外の器官（皮膚など）も含む。
- 臓器（器官）は消化器系、循環器系、呼吸器系、泌尿器系、生殖器系、内分泌系、感覚器系、神経系、運動器系など、複数の器官系にまとめられる。
- 胸腔は、胸郭と横隔膜に囲まれた腔所で、肺や心臓を納めている。縦隔は、左右の肺に挟まれた部分で、心臓、大動脈、大静脈、気管、気管支を納めている。
- 腹腔は、横隔膜と腹壁に囲まれた腔所で、胃、小腸、大腸、肝臓、脾臓を納めている。骨盤腔は、骨盤上口から下、骨盤と骨盤隔膜に囲まれ、直腸、子宮、膀胱を納めている。腹腔と骨盤腔はつながっている。
- 頭蓋腔は頭蓋骨の内部にあり、脳が納まっている。脊柱管は、頭蓋腔につながっており、脊髄が納まっている。

臓器の一覧

消化器系	口、咽頭、食道、胃、肝臓、膵臓、胆嚢、小腸、大腸、直腸、肛門
循環器系	心臓、血管、リンパ管、リンパ節、脾臓
呼吸器系	鼻、咽頭、喉頭、気管、肺、横隔膜
腎泌尿器系	腎臓、尿管、膀胱、尿道
生殖器系	女性は腟、子宮、卵管、卵巣など　男性は精管、精嚢、前立腺、射精管など
内分泌系	松果体、下垂体、甲状腺、副腎、膵臓、卵巣、精巣
感覚器系	眼球、耳、鼻、舌、皮膚
脳神経系	脳、脊髄、脳神経、脊髄神経
運動器系	骨、軟骨、関節、骨格筋、腱、靭帯

☑ 臨床への応用

人工臓器

臓器を代行させる装置には、人工心肺、人工腎臓（透析）などがあり、人工的に作製した臓器には人工血管、人工皮膚、人工骨、人工関節がある。

全身にある主な臓器

POINT

膵臓、十二指腸、副腎、腎臓、尿管、腹大動脈、下大静脈は、腹腔の最も奥、壁側腹膜と後腹壁の間にあり、腹膜後器官と呼ばれる。

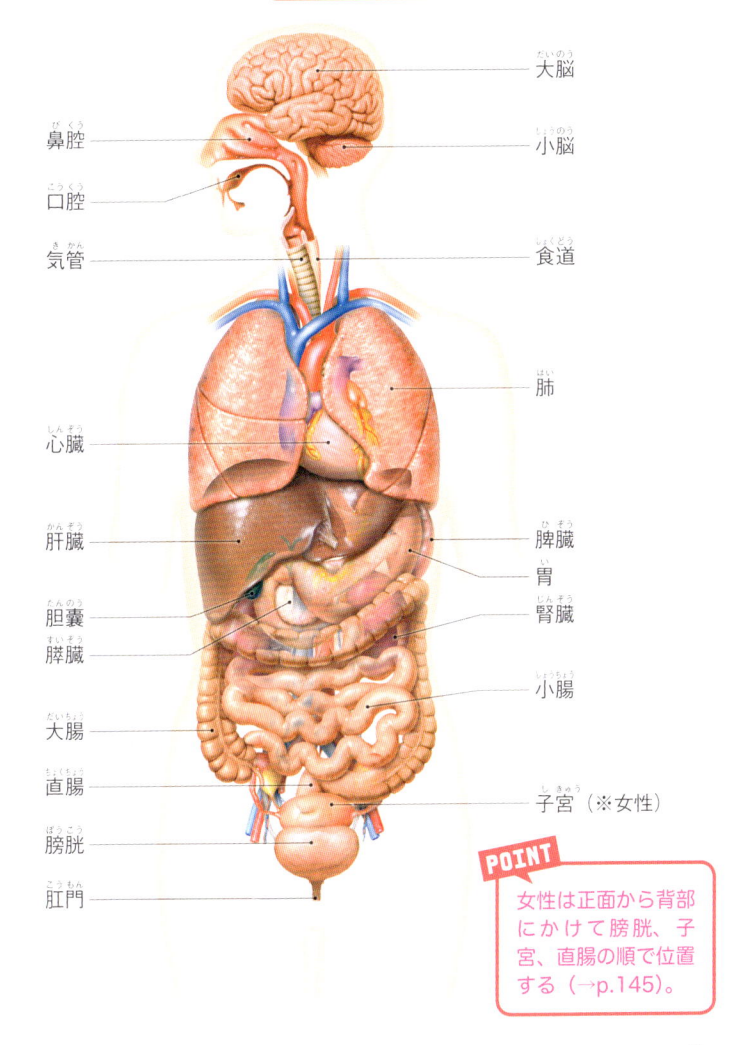

大脳（だいのう）

鼻腔（びくう）

小脳（しょうのう）

口腔（こうくう）

気管（きかん）

食道（しょくどう）

肺（はい）

心臓（しんぞう）

肝臓（かんぞう）

脾臓（ひぞう）

胃

胆嚢（たんのう）

腎臓（じんぞう）

膵臓（すいぞう）

大腸（だいちょう）

小腸

直腸（ちょくちょう）

子宮（※女性）（しきゅう）

膀胱（ぼうこう）

肛門（こうもん）

POINT

女性は正面から背部にかけて膀胱、子宮、直腸の順で位置する（→p.145）。

全身の動脈・静脈

これは必ず覚えよう！

- 全身への動脈血は左心室からの大動脈から全身へ行き、静脈血となって、上・下大静脈から、右心房に戻ってくる。

- 大動脈弓から腕頭動脈、左総頸動脈、左鎖骨下動脈の順に3本の枝を出す。腕頭動脈は右総頸動脈と、右鎖骨下動脈に分かれる。

- 総頸動脈は外頸動脈となり顔面や頸部などに分布し、内頸動脈は頭蓋腔に入り、中・前大脳動脈となる。鎖骨下動脈は、腋窩動脈、上腕動脈、尺骨動脈、橈骨動脈と上肢に続く。

- 胸大動脈は左右9対の肋間動脈や気管支動脈、食道動脈の枝を出す。胸大動脈は腹部のほうに下がると腹大動脈となり腹腔動脈（左胃動脈、総肝動脈、脾動脈へ）、上腸間膜動脈（十二指腸、空腸、回腸、大腸の上半部へ）、下腸間膜動脈（下行結腸、S状結腸、直腸へ）、腎動脈、精巣動脈（または卵巣動脈）の枝を出す。腹大動脈は左右の総腸骨動脈に分岐し、それぞれ内腸骨動脈（骨盤内臓、外陰部、殿部へ）と外腸骨動脈に分岐する。外腸骨動脈は大腿動脈、膝窩動脈、前・後脛骨動脈と下肢に続く。

- 静脈は一般に動脈と並列して走行するが、異なる走行のところもある。皮下を走る皮静脈は動脈の走行を離れており、主な皮静脈には、橈側皮静脈、尺側皮静脈、肘正中皮静脈などがある。

☑ 臨床への応用

採血部位

静脈採血は皮静脈が適しているが、尺側正中皮静脈、肘正中皮静脈の下には正中神経があるので、貫通する手技は避ける。

挿入する血管と心臓カテーテル

動脈造影法では、頸、腕、手首の動脈にカテーテルを挿入し、脳の血管（椎骨・内頸動脈など）や冠状動脈撮影を行う。右心系の心臓検査では、大腿、頸、腕の静脈にカテーテルを挿入し、上・下大静脈から右心房に達して圧測定などを行う。

主な動脈の走行

※静脈は一部のみ記載

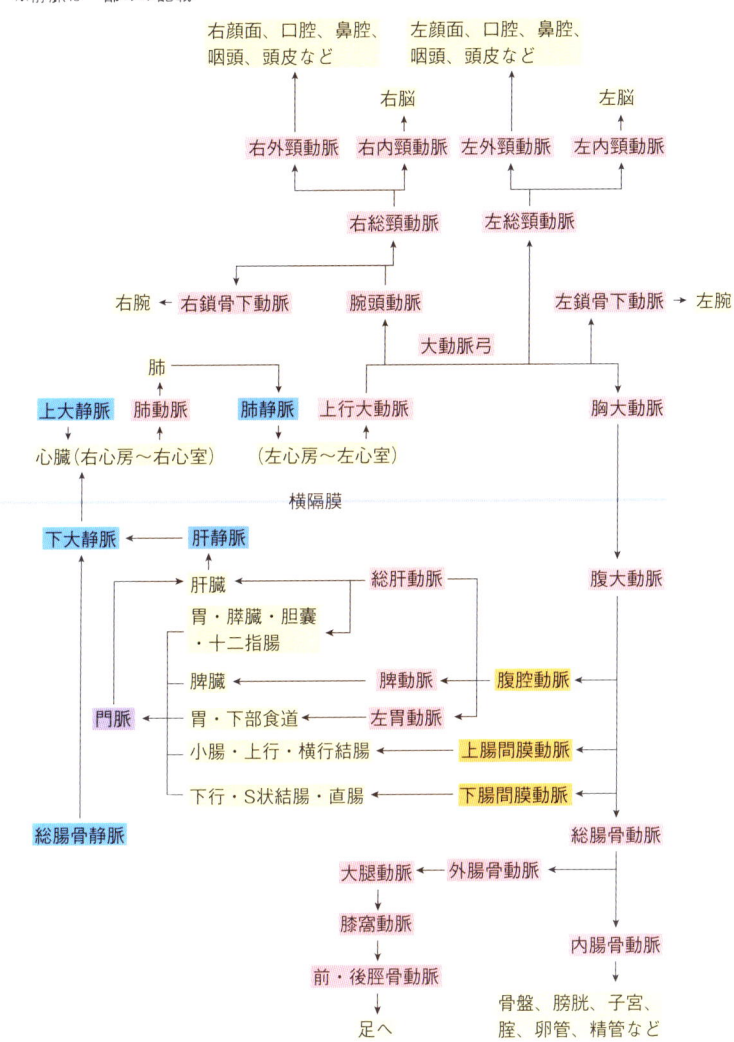

右顔面、口腔、鼻腔、咽頭、頭皮など　　左顔面、口腔、鼻腔、咽頭、頭皮など

右脳　　　　　　　　左脳

右外頸動脈　右内頸動脈　左外頸動脈　左内頸動脈

右総頸動脈　　左総頸動脈

右腕 ← 右鎖骨下動脈　腕頭動脈　　　　左鎖骨下動脈 → 左腕

大動脈弓

肺

上大静脈　肺動脈　肺静脈　上行大動脈　　　胸大動脈

心臓（右心房〜右心室）　　（左心房〜左心室）

横隔膜

下大静脈 ← 肝静脈

肝臓 ← 総肝動脈　　　　腹大動脈

胃・膵臓・胆嚢・十二指腸

脾臓 ← 脾動脈 ← 腹腔動脈 ←

門脈 ← 胃・下部食道 ← 左胃動脈 ←

小腸・上行・横行結腸 ← 上腸間膜動脈 ←

下行・S状結腸・直腸 ← 下腸間膜動脈 ←

総腸骨静脈　　　　　　　　　　　　　　総腸骨動脈

大腿動脈 ← 外腸骨動脈 ←

膝窩動脈　　　　　　　　　内腸骨動脈

前・後脛骨動脈

足へ　　　　骨盤、膀胱、子宮、腟、卵管、精管など

1 人体の全体像

全身の主な動脈

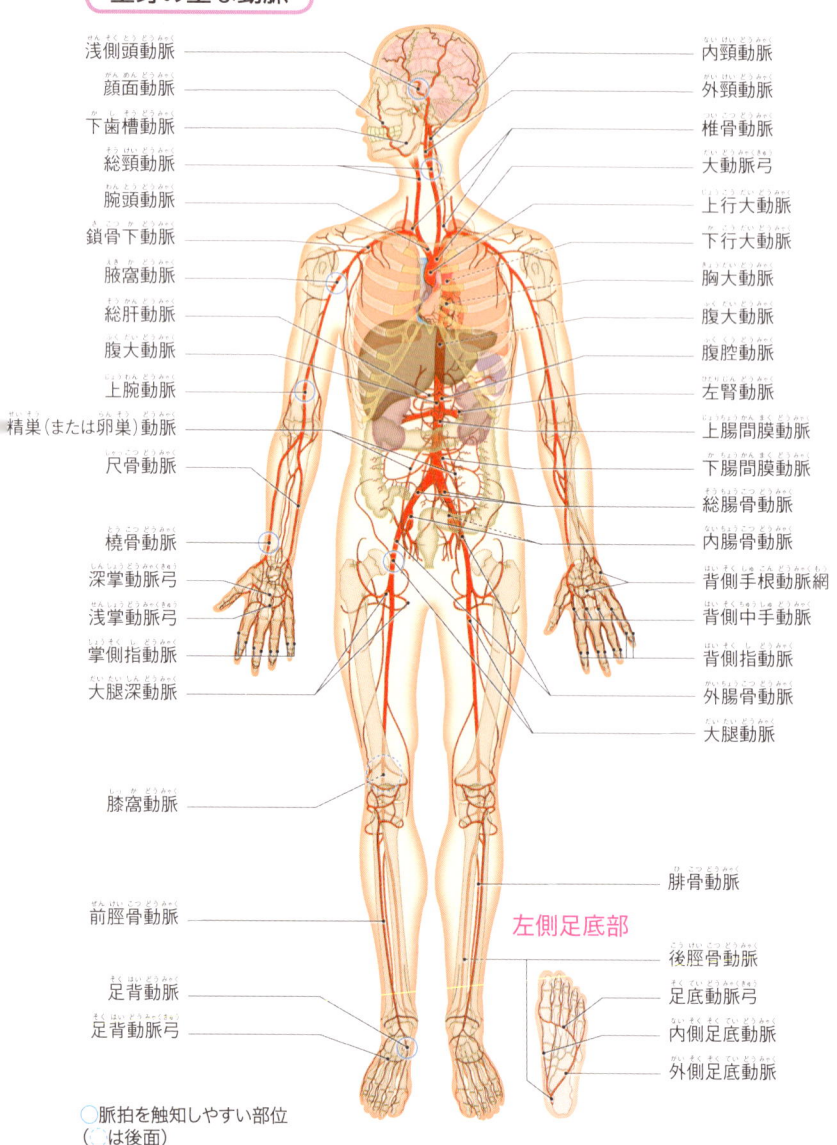

浅側頭動脈
顔面動脈
下歯槽動脈
総頸動脈
腕頭動脈
鎖骨下動脈
腋窩動脈
総肝動脈
腹大動脈
上腕動脈
精巣（または卵巣）動脈
尺骨動脈
橈骨動脈
深掌動脈弓
浅掌動脈弓
掌側指動脈
大腿深動脈
膝窩動脈
前脛骨動脈
足背動脈
足背動脈弓

内頸動脈
外頸動脈
椎骨動脈
大動脈弓
上行大動脈
下行大動脈
胸大動脈
腹大動脈
腹腔動脈
左腎動脈
上腸間膜動脈
下腸間膜動脈
総腸骨動脈
内腸骨動脈
背側手根動脈網
背側中手動脈
背側指動脈
外腸骨動脈
大腿動脈

腓骨動脈

左側足底部

後脛骨動脈
足底動脈弓
内側足底動脈
外側足底動脈

◯脈拍を触知しやすい部位
（◯は後面）

全身の主な静脈

顔面静脈
右腕頭静脈
鎖骨下静脈
腋窩静脈
○上腕静脈
○橈側皮静脈
○尺側皮静脈
○肘正中皮静脈
腎静脈
精巣（または卵巣）静脈
前腕正中皮静脈
○尺側前腕皮静脈
○橈側前腕皮静脈
指静脈
外腸骨静脈
○大腿静脈
○大伏在静脈
膝窩静脈
腓骨静脈
前脛骨静脈
後脛骨静脈
足背静脈弓
背側指静脈

内頸静脈
外頸静脈○
左腕頭静脈
上大静脈
胸腹壁静脈
下大静脈
脾静脈
門脈
上腸間膜静脈
下腸間膜静脈
総腸骨静脈
手背静脈網
背側中手静脈
内腸骨静脈
小伏在静脈

＊肺循環系のみ、動脈の中を静脈血、静脈の中を動脈血が流れることに注意。
○主な採血部位

細　胞

これは必ず覚えよう！

- 細胞は、1枚の細胞膜で囲まれ、さまざまな細胞小器官と細胞骨格を含む細胞質と遺伝情報をもつ細胞核を含む。
- 細胞膜は、リン脂質などの脂質分子とタンパク質分子からなる。
- 細胞質には細胞基質、細胞内小器官（ゴルジ装置、ミトコンドリア、中心小体、小胞体、リボソーム（RNAとタンパク質からなり、タンパク質を合成）、リソソーム）を含む。ミトコンドリアはアデノシン三リン酸（adenosine triphosphate：ATP）を産生する。
- 細胞核は2層の核膜で覆われている。核内には遺伝情報のDNA（deoxyribonucleic acid：デオキシリボ核酸）、核タンパク、RNA（リボ核酸）が含まれる。DNAはRNAに転写される。RNAには伝令RNA（messenger RNA：mRNA）があり、リボソームで翻訳され、遺伝子に記録されたタンパク質を合成する。そのとき翻訳反応においてアミノ酸を供給するのは運搬RNA（transfer RNA：tRNA）である。

細胞の一般的構造

細胞膜
リソソーム
ゴルジ装置
中心小体
粗面小胞体
リボソーム
細胞核
核膜
核小体
ミトコンドリア

上皮組織

これは必ず覚えよう！

- 組織は、細胞と細胞のくっついたもの（細胞間質、基質など）からなり、上皮組織、支持組織（→p.16）、筋組織（→p.18）、神経組織（→p.20）に分類される。
- 上皮組織は身体の表面や中空臓器の内腔面を覆う組織である。単層扁平上皮は、1層の細胞層からなり、物質を通しやすい。重層扁平上皮は2層以上の細胞層なので機械的に強い。
- 基底膜は上皮組織の特徴で、支持組織との間の特殊な膜である。基底膜の上に上皮組織（細胞）が載る（結合する）ことによって、下層の支持組織から分けられる。

上皮組織の種類

扁平上皮 扁平の形をした細胞が並ぶ。重層扁平上皮は、刺激が加わりやすい場所にみられ、内部を守るはたらきがある。

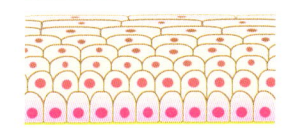

単層扁平上皮 肺胞や腹膜、血管など。

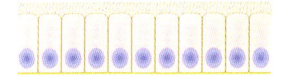

重層扁平上皮 口腔や食道、腔の粘膜など。皮膚は角化重層扁平上皮。

円柱上皮 円柱形をした細胞が連なり、粘液の分泌や吸収を効率的に行う。胃や腸の粘膜など。腎尿細管など、丈の低いものは立方上皮と呼ばれる。

線毛上皮 円柱上皮に線毛があるもの。線毛の動きで表面の粘液などを運ぶ。気管、気管支、精管、卵管など。

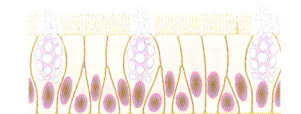

移行上皮 形が変化し、伸展する細胞をもつ。膀胱や尿管など尿路系の上皮。

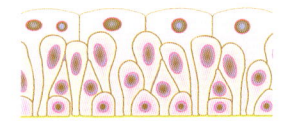

☑ 関連する疾患

扁平上皮がん

扁平上皮由来の悪性腫瘍である。代表的なものに皮膚に生じる有棘細胞がん（紫外線、放射線、ヒ素、熱傷瘢痕などが原因で発症）、肺扁平上皮がん（喫煙と関係があり、肺門部に発症しやすい）がある。

支持組織

> **これは必ず覚えよう！**

- 結合組織、軟骨組織、骨組織、血液、リンパを総称して支持組織という。
- 支持組織は線維状のタンパク質（コラーゲン、エラスチンなど）に富む多量の細胞外基質を含む。身体に強靭さを与えたり伸縮性を備えたりして機械的に支持する。
- 軟骨組織は、軟骨細胞と軟骨基質などからなる。血管やリンパ管、神経はない。

支持組織

線維性結合組織	・膠原線維が主体で、線維が密集している ・筋膜、靱帯、腱などの強い組織にみられる
疎性結合組織	・線維間にすき間があり、組織液（間液）を含む ・皮下、粘膜下でみられる
脂肪組織	・疎性結合組織中に多量の脂肪組織が存在 ・部位により、皮下脂肪、内臓脂肪と呼ばれる

軟骨組織

硝子軟骨	・半透明で硬い ・肋軟骨、関節軟骨、気管軟骨がこのタイプ
弾性軟骨	・黄色で不透明 ・耳介軟骨、鼻軟骨がこのタイプ
線維軟骨	・曲がりやすく強い ・椎間板、恥骨結合がこのタイプ

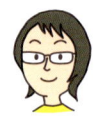 支持組織は、他の組織や器官の間を埋めて、それらを支持・保護しています。

人体内部の膜

これは必ず覚えよう！

- 身体の表面や臓器の内腔面を覆う細胞の列を上皮組織という（→p.15）。上皮組織の特質により粘膜と漿膜に分けられる。
- 粘膜は外界につながる器官（呼吸器、消化器、泌尿器、生殖器）の内腔を覆う膜であり、粘液を分泌し、表面を潤わせ、膜を保護している。
- 漿膜は体腔と内部器官の表面を覆う膜であり、胸膜、腹膜、心膜がある。粘りのない漿液を分泌し、臓器が抵抗なく動けるようにする。
- 結合組織性の膜には上皮組織がなく、骨の外表面を覆う骨膜がある。関節包内側の滑膜からは滑液が分泌され、関節の動きを助ける。

☑ 臨床への応用

腹部の漿膜（腹膜）

腹腔と骨盤腔の内面や腹部臓器の外面を覆う漿膜を腹膜という。低タンパク血症のときや、がんや感染に罹ると浸出液が増量し、腹膜腔に腹水が貯留する。

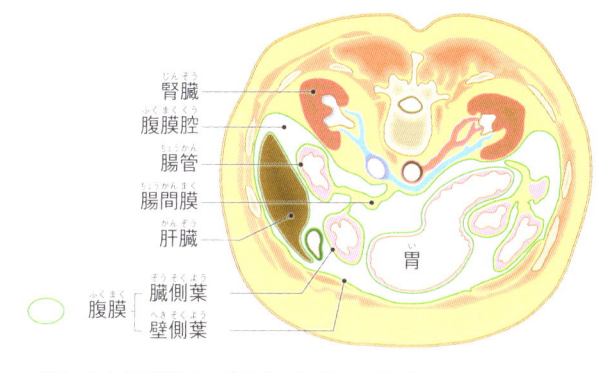

腎臓
腹膜腔
腸管
腸間膜
肝臓
胃
腹膜　臓側葉
　　　壁側葉

＊腸管を取り巻く臓器側の臓器葉と腹壁側の壁側葉を示す。

筋組織

これは必ず覚えよう！

- 筋組織はアクチンとミオシンのフィラメントをもつ筋細胞からなり、筋収縮を営む。
- 筋肉は骨に付着する骨格筋（こっかくきん）と、心臓の筋肉である心筋（しんきん）、胃、腸などの内臓や血管の壁を形成する平滑筋（へいかつきん）がある。
- 骨格筋は自分の意志によって自由に動かせる随意筋（ずいいきん）である。心筋と平滑筋は、自分の意志に関係なく動く不随意筋（ふずいいきん）である。
- 骨格筋は筋線維に縞模様の横紋が顕微鏡でみられるため、横紋筋（おうもん）（アクチンとミオシンが規則的に配列）と呼ばれる。
- 心筋は心臓壁をつくる。横紋筋であるが不随意筋で、心臓の収縮を心臓自身でつくっている。
- 平滑筋は消化器、気管、膀胱、子宮などの内臓や血管の壁をつくる。横紋はなく（アクチンはあるがミオシンが少なく横紋は見えない）、不随意筋で、自律神経やホルモン、機械的な刺激により収縮する。

筋組織の種類

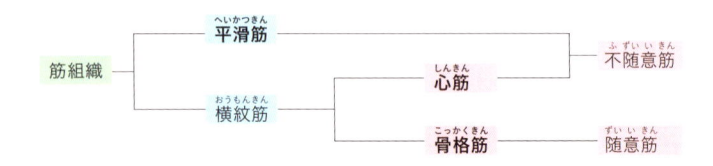

☑ 臨床への応用

不随意筋の自律神経支配
筋のうち、意志のはたらきによって動かすことができるのは骨格筋だけである。心筋と平滑筋は自律神経などに支配され、交感神経、副交感神経の刺激により（外的刺激や環境変化など）、動きの速度が変化する。

心筋、平滑筋、骨格筋の構造

心筋

・意志ではコントロールできない不随意筋（生涯拍動）
・骨格筋とは違う縞が見える

心臓の壁

POINT

心筋は自分自身がもつ刺激伝導系（→p.64）によって動いている。

平滑筋

胃や腸、血管、尿管の壁、子宮など

・意志ではコントロールできない不随意筋
・横紋はない

骨格筋

手足など

・関節を挟んで骨に付着
・意志で動かせる随意筋
・顕微鏡で横紋の縞が見える（横紋筋）

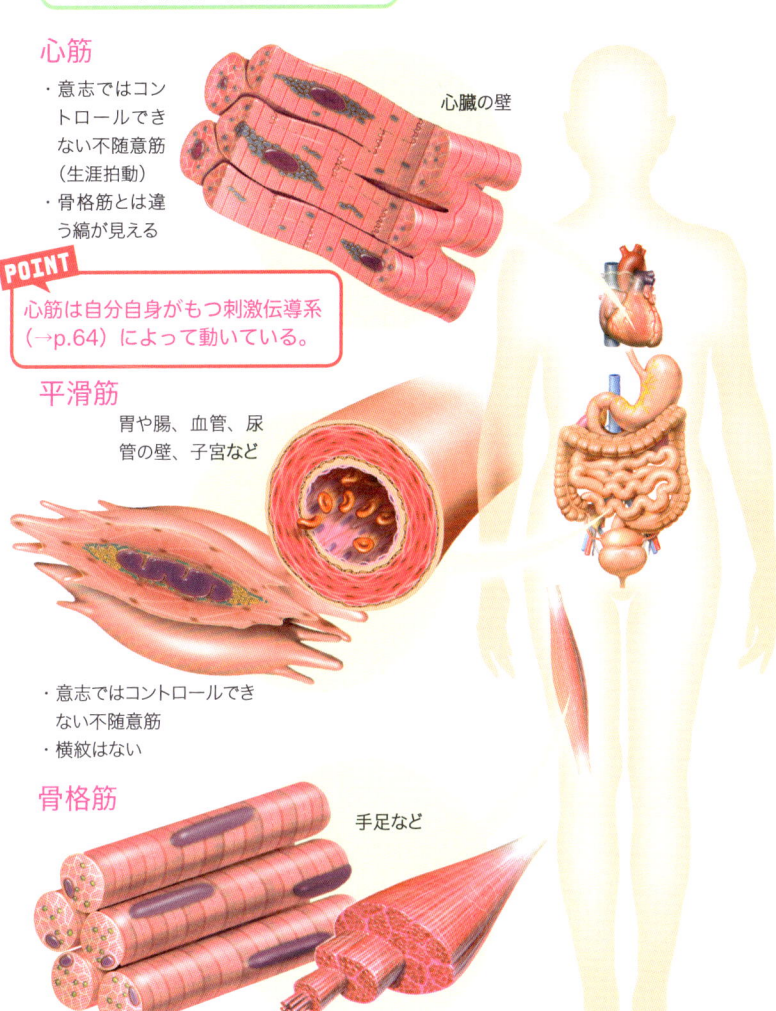

19

神経組織

これは必ず覚えよう！

- 神経元（ニューロン）は神経細胞とその突起からなる。
- 神経組織はニューロンとその支持成分である神経膠細胞からなる。
- 細胞体からは樹状突起と軸索（神経突起）が出ている。
- 樹状突起は細胞体から周囲に向かって多数に樹状に伸びている。各突起は刺激を受ける役割をもつ。
- 神経細胞と他の神経細胞の接触（結合）部位をシナプスという。
- 運動ニューロンには、脳や脊髄からの命令を筋や腺に伝える神経細胞などがあり、骨格筋を支配し、収縮を起こす。
- 末梢神経は神経線維の集まりである。
- 神経線維は有髄神経線維、無髄神経線維に分けられる。有髄神経線維は軸索の周囲をシュワン細胞（神経膠細胞の１種）が包み、髄鞘をもつ。
- 髄鞘はところどころにくびれて、ランビエ絞輪をつくる。興奮は絞輪から絞輪へと跳躍するように伝わる。
- 脳や脊髄では髄鞘をもつ有髄神経線維（伝達が速い）が多く存在し、髄鞘をもたない無髄神経線維（伝達が遅い）は交感神経や副交感神経で多くみられる。

☑ 臨床への応用

認知症の治療

アルツハイマー型認知症やレビー小体型認知症の症状に対して、ドネペジル塩酸塩（アリセプト®）が投与される。この薬はアセチルコリンを分解する酵素のアセチルコリンエステラーゼ（AChE）を可逆的に阻害して、脳内アセチルコリンを増加させ、脳神経系を賦活化する。ガランタミン臭化水素酸塩（レミニール®）、リバスチグミン（イクセロン®、リバスタッチ®）も同じ作用をもつ。

ニューロンの構造

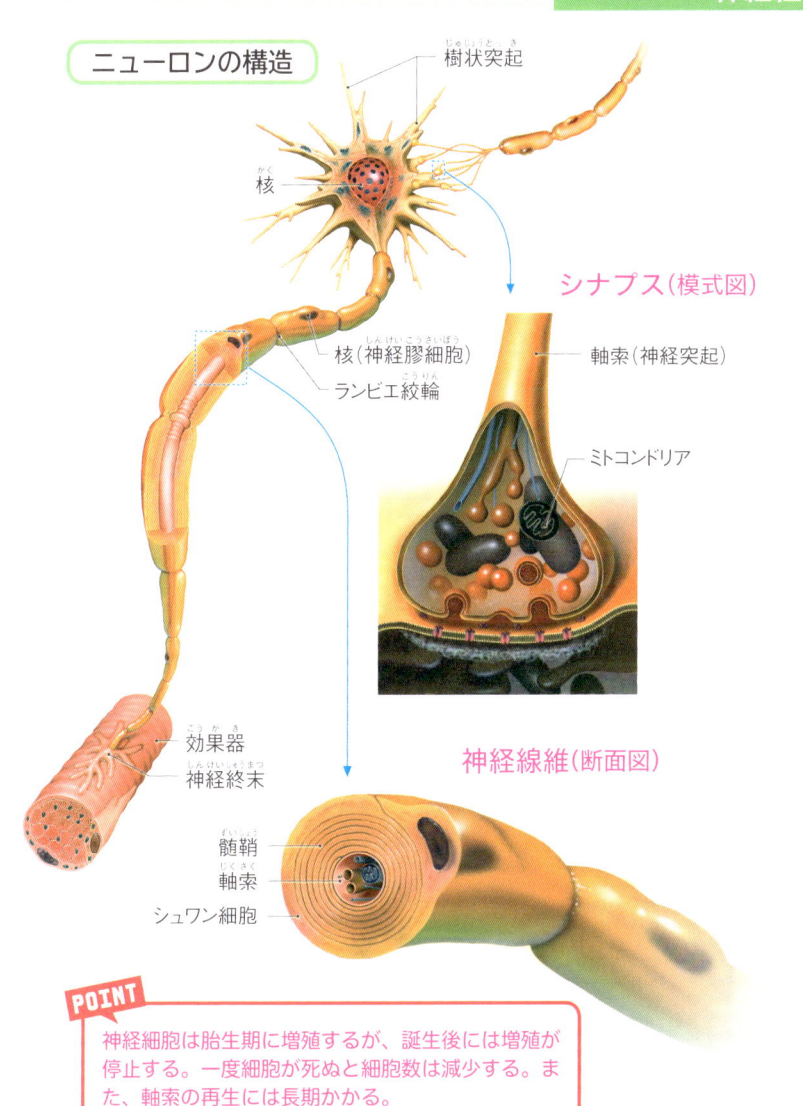

樹状突起

核

核（神経膠細胞）

ランビエ絞輪

効果器

神経終末

シナプス（模式図）

軸索（神経突起）

ミトコンドリア

神経線維（断面図）

髄鞘

軸索

シュワン細胞

POINT

神経細胞は胎生期に増殖するが、誕生後には増殖が
停止する。一度細胞が死ぬと細胞数は減少する。ま
た、軸索の再生には長期かかる。

POINT

神経終末は神経伝達物質を放出する。そのなかにはアセ
チルコリン、カテコールアミン、γ-アミノ酪酸がある。

21

骨の組成

これは必ず覚えよう！

- 骨の表面は丈夫な骨膜で覆われ、血管や神経を分布し、強打骨折などで刺激されると痛みを生じる。
- 骨組織は特殊な結合組織である。骨の表面は緻密質であり硬さを保持しているが、内部はスポンジ状の海綿質であり、骨髄が満たされている。
- 扁平骨は、表面は緻密質、中央部は海綿質が多い。
- 成長すると、造血組織が脂肪に置き換わった黄色骨髄が増加し、造血の盛んな赤色骨髄は胸骨や腸骨などに残る。
- 骨の20〜24％は水分である。その他、リン酸カルシウム、炭酸カルシウム、リン酸マグネシウム、有機物（主に膠原線維）からなる。

☑ 臨床への応用

骨髄穿刺
骨髄穿刺では胸骨、腸骨などから骨髄液を採取し、造血機能を調べる。

☑ 関連する疾患

骨粗鬆症
高齢者に多い骨粗鬆症は骨質の減少により骨が希薄化し、骨折しやすく治りにくい症状で、老化現象の1つである。子どもの骨も骨折しやすいが、有機物に富み、骨折しても治癒しやすい。

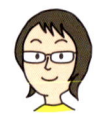

高齢者は赤色骨髄が少なく、造血機能が衰えて貧血になりやすくなります。

骨の組織構造

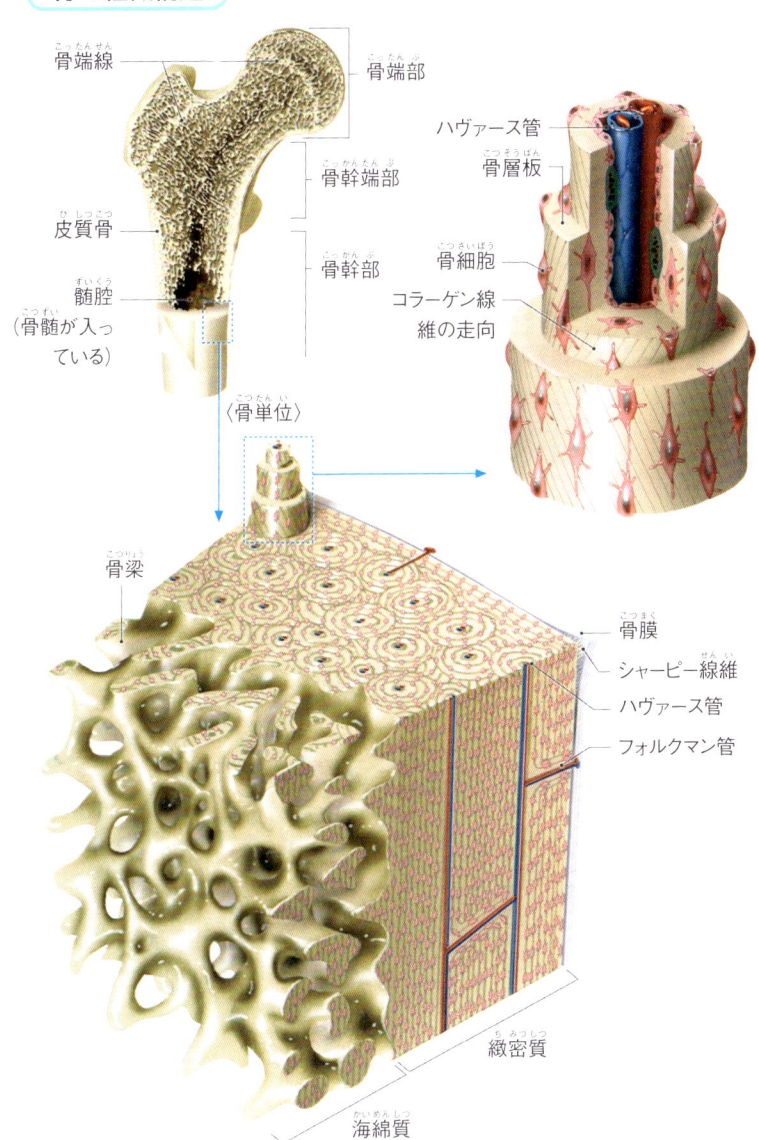

骨端線

骨端部

ハヴァース管

骨層板

骨幹端部

骨細胞

皮質骨

コラーゲン線維の走向

骨幹部

髄腔
（骨髄が入っている）

〈骨単位〉

骨梁

骨膜

シャーピー線維

ハヴァース管

フォルクマン管

緻密質

海綿質

頭蓋骨

これは必ず覚えよう！

- 頭蓋骨（とうがいこつ）は、脳を入れる脳頭蓋（のうとうがい）と顔面をつくる顔面頭蓋（がんめんとうがい）からなる。
  - ・脳頭蓋：前頭骨（ぜんとうこつ）（1個）、頭頂骨（とうちょうこつ）（2個）、後頭骨（こうとうこつ）（1個）、側頭骨（そくとうこつ）（2個）、蝶形骨（ちょうけいこつ）（1個）、篩骨（しこつ）（1個）
  - ・顔面頭蓋：鼻骨（びこつ）（2個）、鋤骨（じょこつ）（1個）、涙骨（るいこつ）（2個）、下鼻甲介（かびこうかい）（2個）、上顎骨（じょうがくこつ）（2個）、頬骨（きょうこつ）（2個）、口蓋骨（こうがいこつ）（2個）、下顎骨（かがくこつ）（1個）、舌骨（ぜっこつ）（1個）
- 頭蓋骨の連結を縫合（ほうごう）という。矢状縫合（しじょう）は左右の頭頂骨の間、ラムダ（人字）（じんじ）縫合は頭頂骨と後頭骨との間、鱗状縫合（りんじょう）は頭頂骨と側頭骨の間、冠状縫合（かんじょう）は前頭骨と頭頂骨の間にある。

☑ 臨床への応用

縫合と泉門

前頭骨と左右の頭頂骨の菱形の融合していない部分を大泉門といい、生後1年半から2年前後で閉じる。左右の頭頂骨と後頭骨の間では小泉門があり、生後約6か月で閉じる。

閉鎖時期が遅れている場合は発育不良を疑う。また、脱水症になると各泉門が陥没する。

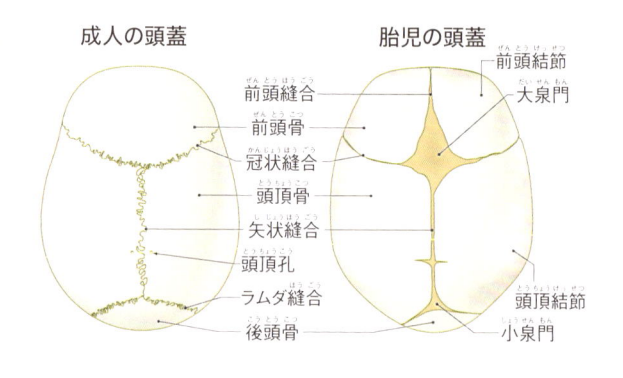

成人の頭蓋　　　　　　　胎児の頭蓋

前頭結節（ぜんとうけっせつ）
大泉門（だいせんもん）
前頭縫合（ぜんとうほうごう）
前頭骨（ぜんとうこつ）
冠状縫合（かんじょうほうごう）
頭頂骨（とうちょうこつ）
矢状縫合（しじょうほうごう）
頭頂孔（とうちょうこう）
ラムダ縫合
後頭骨（こうとうこつ）
頭頂結節（とうちょうけっせつ）
小泉門（しょうせんもん）

頭蓋骨の構造

POINT 眼窩は、前頭骨、上顎骨、頬骨、篩骨、蝶形骨、涙骨、口蓋骨で構成

POINT 外耳孔は外耳道の入り口

POINT 頬骨弓は咬筋の起始となる。

POINT 大孔（大後頭孔）は脊柱管に連続し、延髄、椎骨動脈、副神経の脊髄根が通る。

前面　　　左側面

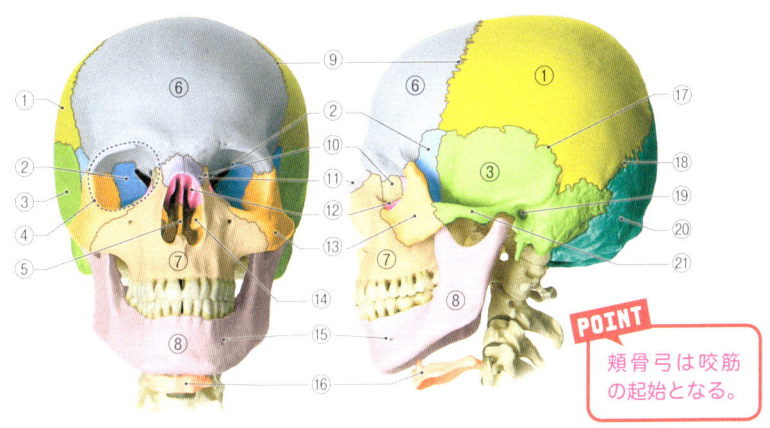

内頭蓋底　　　外頭蓋底

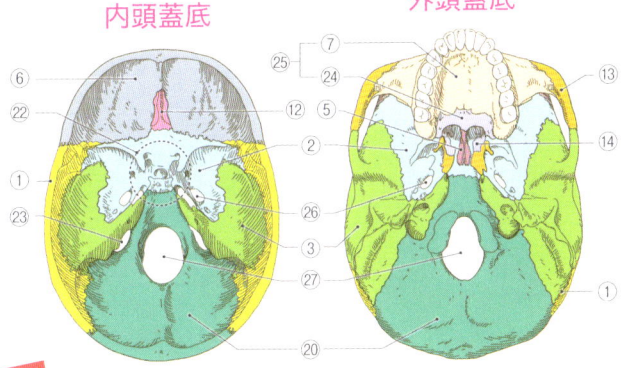

①頭頂骨　②蝶形骨　③側頭骨　④眼窩　⑤鋤骨
⑥前頭骨　⑦上顎骨　⑧下顎骨　⑨冠状縫合　⑩涙骨
⑪鼻骨　⑫篩骨　⑬頬骨　⑭下鼻甲介　⑮オトガイ孔
⑯舌骨　⑰鱗状縫合　⑱ラムダ縫合　⑲外耳孔　⑳後頭骨
㉑頬骨弓　㉒トルコ鞍　㉓頸静脈孔　㉔口蓋骨
㉕硬口蓋　㉖卵円孔　㉗大孔（大後頭孔）

25

脊 柱

これは必ず覚えよう！

- 脊柱は、体幹の中軸として身体の支持および脊髄の保護を行う。
- 脊柱を構成する骨を椎骨という。
- 頸椎（7個）は頭蓋骨をのせ前弯し、第1頸椎は椎体部のない環状で環椎と呼ばれる。第2頸椎は椎体の上に歯突起が出ており、軸椎と呼ばれる。
- 胸椎（12個）は後弯し、肋骨と胸郭を構成する。腰椎（5個）で前弯し直立歩行を支えている。
- 仙椎（5個）は合体して仙骨となり後弯し、尾椎（尾骨）が続く。
- 脊柱管には髄膜に包まれた脊髄が入っている。

☑ 臨床への応用

腰椎穿刺

患者を側臥位にし、第3〜4あるいは、第4〜5腰椎間で行う。後者の位置はヤコビー線（左右の腸骨稜の最高点を結んだ線）上にある。

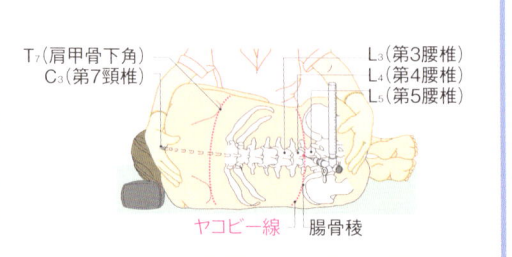

T₇（肩甲骨下角）
C₃（第7頸椎）
L₃（第3腰椎）
L₄（第4腰椎）
L₅（第5腰椎）
ヤコビー線　腸骨稜

☑ 関連する疾患

椎間板ヘルニア

第4・5腰椎間、第5腰椎・仙骨間に好発する。椎間円板が強い圧力を受けると髄核が外に押し出され、発症する。

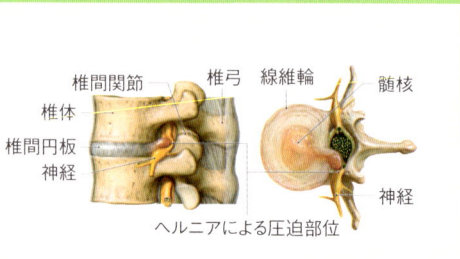

椎間関節　椎弓　線維輪　髄核
椎体
椎間円板
神経
ヘルニアによる圧迫部位
神経

脊柱の構造

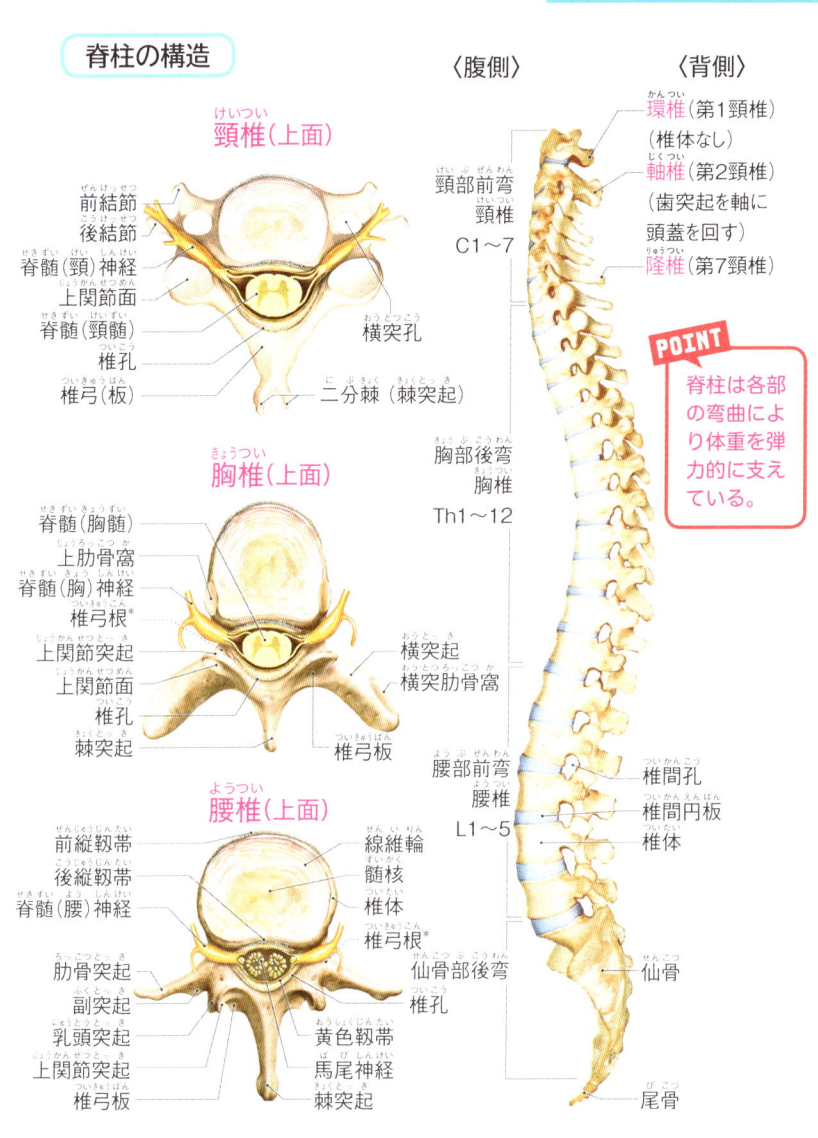

頸椎（上面）

- 前結節
- 後結節
- 脊髄（頸）神経
- 上関節面
- 脊髄（頸髄）
- 椎孔
- 椎弓（板）
- 横突孔
- 二分棘（棘突起）

胸椎（上面）

- 脊髄（胸髄）
- 上肋骨窩
- 脊髄（胸）神経
- 椎弓根*
- 上関節突起
- 上関節面
- 椎孔
- 棘突起
- 横突起
- 横突肋骨窩
- 椎弓板

腰椎（上面）

- 前縦靱帯
- 後縦靱帯
- 脊髄（腰）神経
- 肋骨突起
- 副突起
- 乳頭突起
- 上関節突起
- 椎弓板
- 線維輪
- 髄核
- 椎体
- 椎弓根*
- 椎孔
- 黄色靱帯
- 馬尾神経
- 棘突起

〈腹側〉 〈背側〉

- 環椎（第1頸椎）（椎体なし）
- 軸椎（第2頸椎）（歯突起を軸に頭蓋を回す）
- 頸部前弯 頸椎 C1〜7
- 隆椎（第7頸椎）

POINT
脊柱は各部の弯曲により体重を弾力的に支えている。

- 胸部後弯 胸椎 Th1〜12
- 腰部前弯 腰椎 L1〜5
- 椎間孔
- 椎間円板
- 椎体
- 仙骨部後弯 椎孔
- 仙骨
- 尾骨

＊椎弓根は椎体から後方へ伸びる椎弓の基部。

27

胸郭、骨盤

- 胸郭は、胸椎（12個）、肋骨（12対）、胸骨（１個）で構成される。
- 骨盤は、左右の寛骨、仙骨、尾骨から構成される。
- 寛骨は、腸骨、恥骨、坐骨からなる扁平な骨である。

☑ 臨床への応用

心電図の胸部誘導

肋骨は12対ある。心電図をとるときには、鎖骨を確認し、肋間を確認し、胸部の電極を取り付ける。

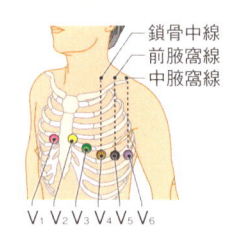

鎖骨中線
前腋窩線
中腋窩線

V₁ V₂ V₃ V₄ V₅ V₆

▼12誘導心電図の色と位置　〈色の覚え方〉

V₁	赤	第4肋間胸骨右縁	あ
V₂	黄	第4肋間胸骨左縁	き
V₃	緑	V₂とV₄の結合線の中点	み
V₄	茶	左鎖骨中線と第5肋間を横切る水平線の交点	ちゃん
V₅	黒	V₄の高さの水平線と前腋窩線との交点	こく
V₆	紫	V₄の高さの水平線と中腋窩線との交点	し

骨髄穿刺

仰臥位にて胸骨の、または側臥位にて腸骨の骨髄を採取する。

胸腔穿刺

座位にて肋骨と肋骨の間で行う。

・気胸のとき：鎖骨中線上第２・３肋間

・胸水を吸引するとき：中腋窩線上の第５〜７肋間

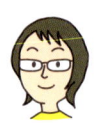

仙骨は、5個の仙椎が骨盤形成に伴って癒合したものです。

胸郭の構造

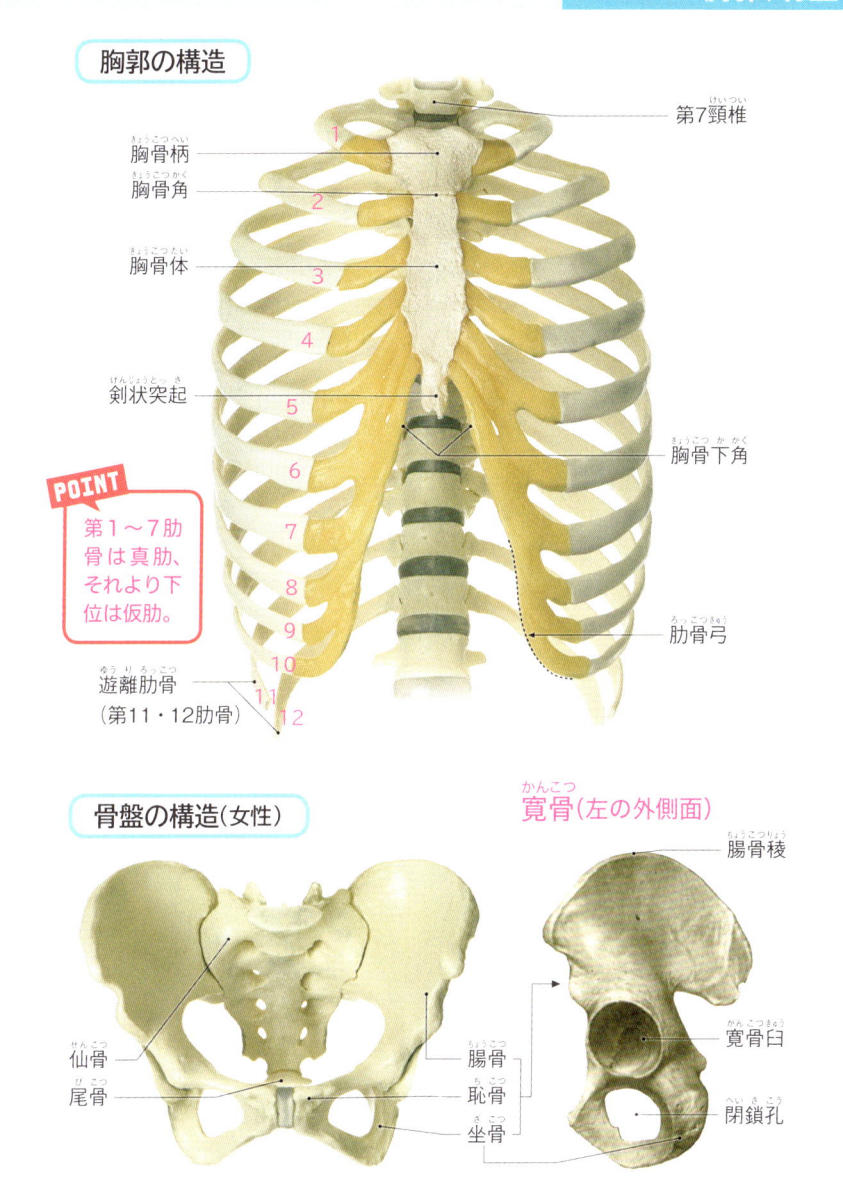

第7頸椎（けいつい）

胸骨柄（きょうこつへい）

胸骨角（きょうこつかく）

胸骨体（きょうこつたい）

剣状突起（けんじょうとっき）

胸骨下角（きょうこつかかく）

POINT

第1～7肋骨は真肋、それより下位は仮肋。

肋骨弓（ろっこつきゅう）

遊離肋骨（ゆうりろっこつ）
（第11・12肋骨）

骨盤の構造（女性）

寛骨（かんこつ）（左の外側面）

腸骨稜（ちょうこつりょう）

仙骨（せんこつ）

尾骨（びこつ）

腸骨（ちょうこつ）

恥骨（ちこつ）

坐骨（ざこつ）

寛骨臼（かんこつきゅう）

閉鎖孔（へいさこう）

29

上肢の骨

- 上肢は、手の操作を行うために運動の自由度が大きい。

上肢骨の構成

上肢帯
　├ 肩甲骨
　└ 鎖骨

自由上肢骨
　├ 上腕骨
　├ 前腕の骨
　│　├ 橈骨
　│　└ 尺骨
　└ 手の骨
　　　├ 手根骨
　　　├ 中手骨
　　　└ 手の指骨

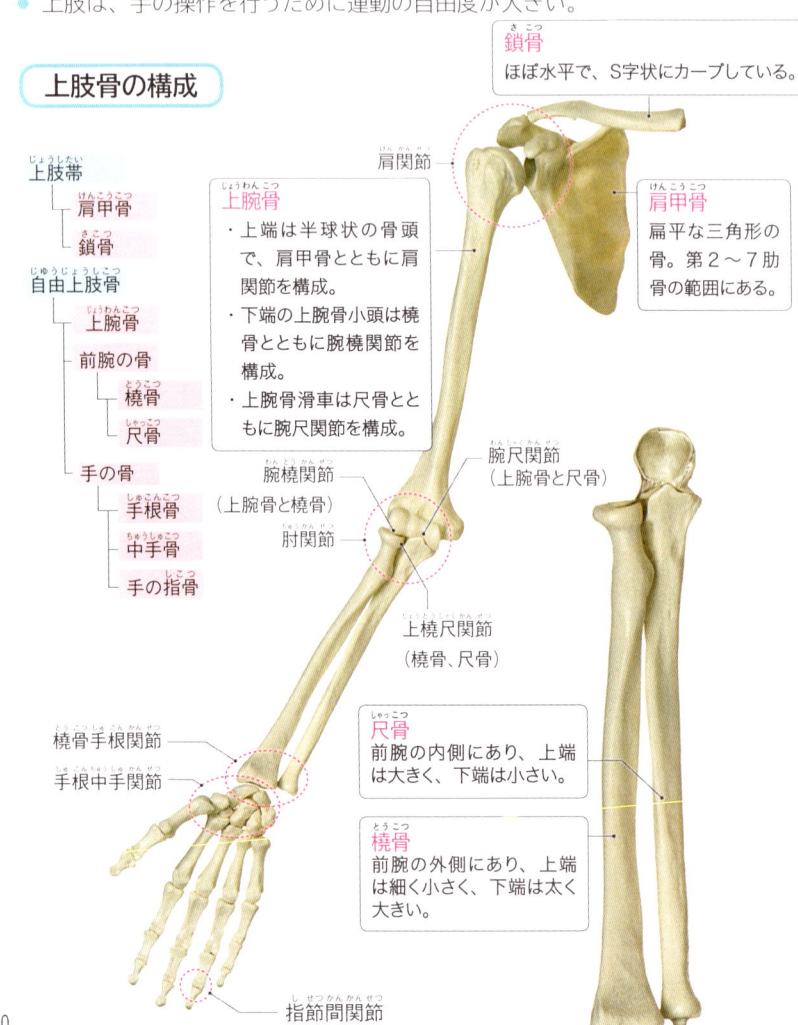

鎖骨
ほぼ水平で、S字状にカーブしている。

肩関節

上腕骨
- 上端は半球状の骨頭で、肩甲骨とともに肩関節を構成。
- 下端の上腕骨小頭は橈骨とともに腕橈関節を構成。
- 上腕骨滑車は尺骨とともに腕尺関節を構成。

肩甲骨
扁平な三角形の骨。第2〜7肋骨の範囲にある。

腕橈関節
（上腕骨と橈骨）

肘関節

腕尺関節
（上腕骨と尺骨）

上橈尺関節
（橈骨、尺骨）

橈骨手根関節

手根中手関節

尺骨
前腕の内側にあり、上端は大きく、下端は小さい。

橈骨
前腕の外側にあり、上端は細く小さく、下端は太く大きい。

指節間関節

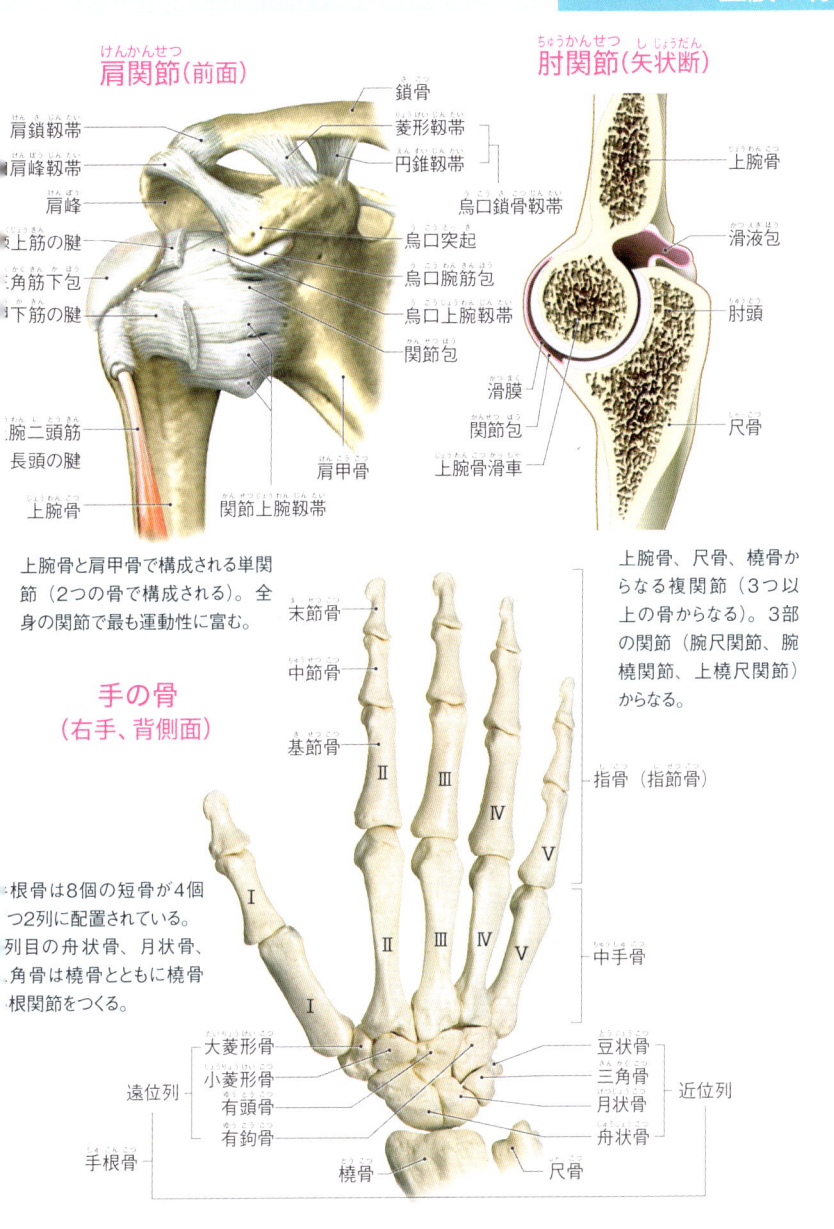

肩関節（前面）

- 肩鎖靱帯
- 肩峰靱帯
- 肩峰
- 上筋の腱
- 三角筋下包
- 下筋の腱
- 鎖骨
- 菱形靱帯
- 円錐靱帯
- 烏口鎖骨靱帯
- 烏口突起
- 烏口腕筋包
- 烏口上腕靱帯
- 関節包
- 腕二頭筋
- 長頭の腱
- 上腕骨
- 肩甲骨
- 関節上腕靱帯

上腕骨と肩甲骨で構成される単関節（2つの骨で構成される）。全身の関節で最も運動性に富む。

肘関節（矢状断）

- 上腕骨
- 滑液包
- 肘頭
- 尺骨
- 滑膜
- 関節包
- 上腕骨滑車

上腕骨、尺骨、橈骨からなる複関節（3つ以上の骨からなる）。3部の関節（腕尺関節、腕橈関節、上橈尺関節）からなる。

手の骨
（右手、背側面）

手根骨は8個の短骨が4個ずつ2列に配置されている。遠位列目の舟状骨、月状骨、三角骨は橈骨とともに橈骨手根関節をつくる。

- 末節骨
- 中節骨
- 基節骨
- 指骨（指節骨）
- 中手骨
- 大菱形骨
- 小菱形骨
- 有頭骨
- 有鉤骨
- 豆状骨
- 三角骨
- 月状骨
- 舟状骨
- 遠位列
- 近位列
- 手根骨
- 橈骨
- 尺骨

I II III IV V

下肢の骨

これは必ず覚えよう！

- 下肢は、2本足で全身を支えるために安定した構造をもつ。
- 下肢の骨は、自由下肢と脊柱につなぐ下肢帯からなる。

下肢骨の構成

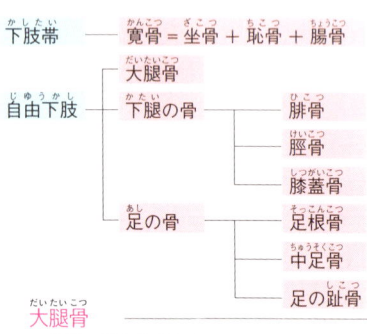

下肢帯（かしたい） ── 寛骨（かんこつ）＝坐骨（ざこつ）＋恥骨（ちこつ）＋腸骨（ちょうこつ）

自由下肢（じゆうかし）
- 大腿骨（だいたいこつ）
- 下腿の骨（かたい） ── 腓骨（ひこつ）
  - 脛骨（けいこつ）
  - 膝蓋骨（しつがいこつ）
- 足の骨（あし） ── 足根骨（そっこんこつ）
  - 中足骨（ちゅうそくこつ）
  - 足の趾骨（しこつ）

大腿骨（だいたいこつ）
・人骨で最も大きな骨。
・上部に大腿骨頭と大腿骨頸があり、寛骨臼にはまりこんで股関節を構成する。
・下部には内側顆、外側顆があり、脛骨との間で膝関節を構成する。

☑ 関連する疾患 ──

大腿骨頸部骨折

大腿骨頸部骨折は、大腿骨近位部に生じる。骨折線が関節包内にあることから、内側骨折とも呼ばれる。骨粗鬆症の高齢女性に多い。

主に人工骨頭置換術、骨接合術など観血的治療が行われ、早期離床による合併症予防が重要である。

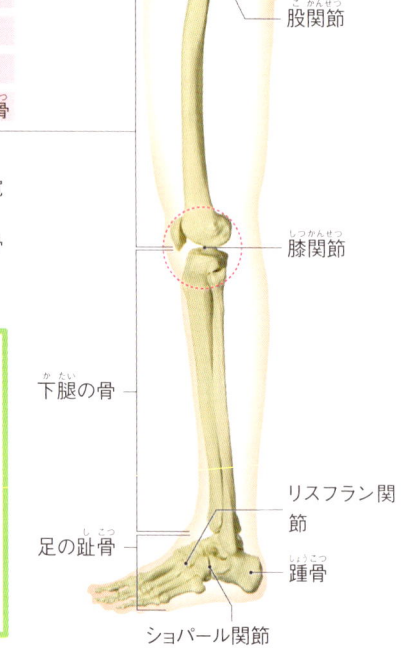

股関節（こかんせつ）

膝関節（しつかんせつ）

下腿の骨（かたい）

リスフラン関節

足の趾骨（しこつ）

踵骨（しょうこつ）

ショパール関節

股関節（前頭断）

- 大腿骨頭
- 大転子
- 寛骨臼
- 大腿骨頭靭帯
- 関節包
- 大腿骨

大腿骨頭と寛骨臼（関節窩）からなる単関節。

膝関節（矢状断）

- 大腿骨
- 大腿四頭筋腱
- 膝蓋骨
- 滑液包
- 関節包
- 膝蓋靭帯
- 脛骨

大腿骨、脛骨、膝蓋骨からなる複関節（腓骨は関係しない）。

足の骨（左足、足底面）

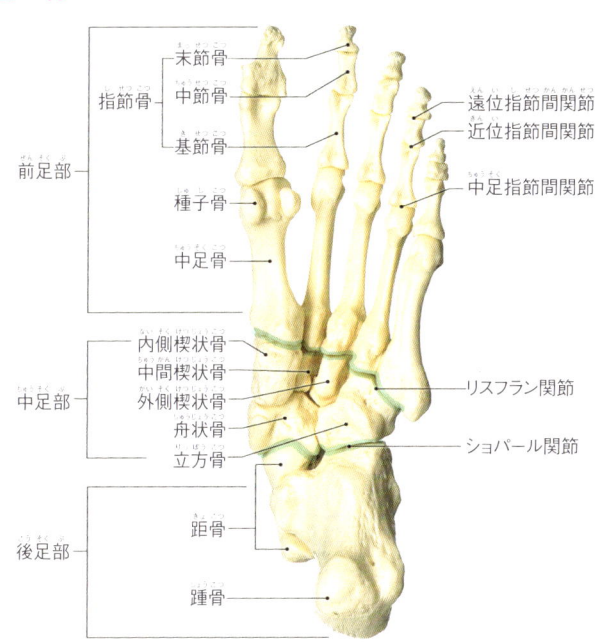

- 指節骨
  - 末節骨
  - 中節骨
  - 基節骨
- 前足部
  - 種子骨
  - 中足骨
- 遠位指節間関節
- 近位指節間関節
- 中足指節間関節
- 中足部
  - 内側楔状骨
  - 中間楔状骨
  - 外側楔状骨
  - 舟状骨
  - 立方骨
- リスフラン関節
- ショパール関節
- 後足部
  - 距骨
  - 踵骨

関節の種類

これは必ず覚えよう！

- 球関節は肩関節や股関節にあり、多軸性で回旋を含むあらゆる方向に動く。
- 楕円関節は橈骨手根関節にあり、2軸性で2方向に動く。
- 鞍関節は母指の手根中手関節にあり、2軸性で2つの互いに直角に交わる軸のまわりを回転する。
- 蝶番関節は肘関節の腕尺関節や指節間関節に位置し、1軸性で1方向の屈伸運動を行う。
- 車軸関節は上・下橈尺関節にあり、1軸性で骨の長軸まわりの回旋運動を行う。

関節の基本構造

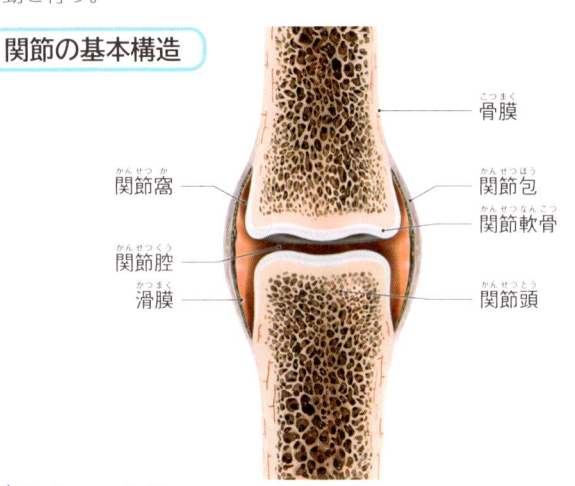

- 骨膜
- 関節窩
- 関節包
- 関節軟骨
- 関節腔
- 滑膜
- 関節頭

☑ 臨床への応用

他動運動

他動的な関節可動域の運動を行う場合、各関節の運動できる方向性を把握して行う。

肩関節や股関節は比較的どの方向でも動かせる。しかし、高齢者に対しては関節を支える筋肉や靱帯が硬くなっているので慎重に行う。

関節の種類

球関節

あらゆる方向に自由に動く（多軸性）

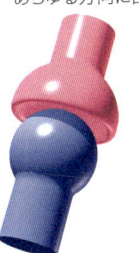

球関節で、関節窩の特に深いものを臼状関節という

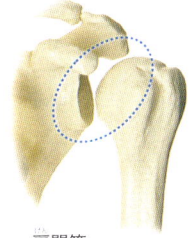
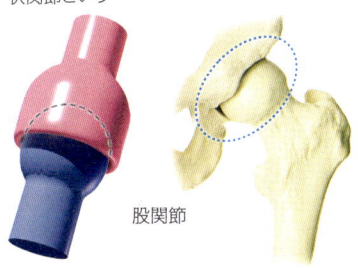

肩関節

股関節

楕円関節

2方向に回転する（2軸性）

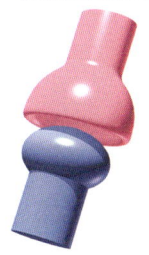
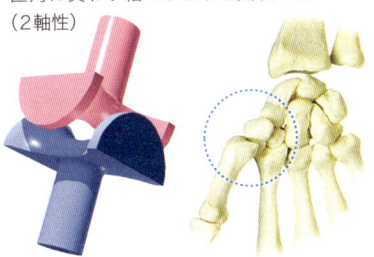

橈骨手根関節

鞍関節

直角に交わり軸のまわりを回転する（2軸性）

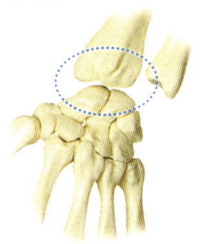

母指の手根中手関節

蝶番関節

1方向の屈伸運動を行う（1軸性）

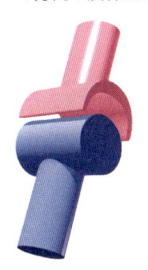
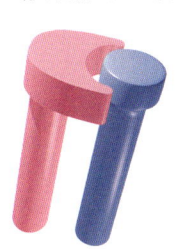

肘関節の腕尺関節

車軸関節

骨の長軸まわりの回旋運動（1軸性）

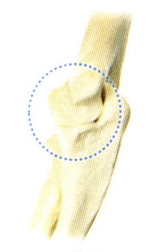
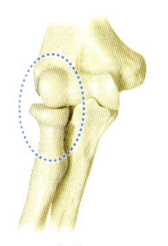

上橈尺関節

関節運動

- 屈曲は関節を曲げて骨どうしの角度を小さくする運動、伸展は角度を大きくする運動である。
- 外転は身体の正中面から遠ざける方向への運動で、上下肢の外転は外方に動かすことになる。内転は身体の正中面に近づける方向への運動である。手足の母指では中指（足の指は第二指）を中心にして、遠ざける運動を外転、近づけるものを内転という。
- 回旋は骨の位置は変わらず長軸を軸としてコマのように回転する運動で、身体の内側に動かすことを内旋、外側に回転することを外旋という。
- 前腕の回転では右手でドアのハンドルを右に回す運動を回外、左に回す運動を回内という。

基本肢位と良肢位

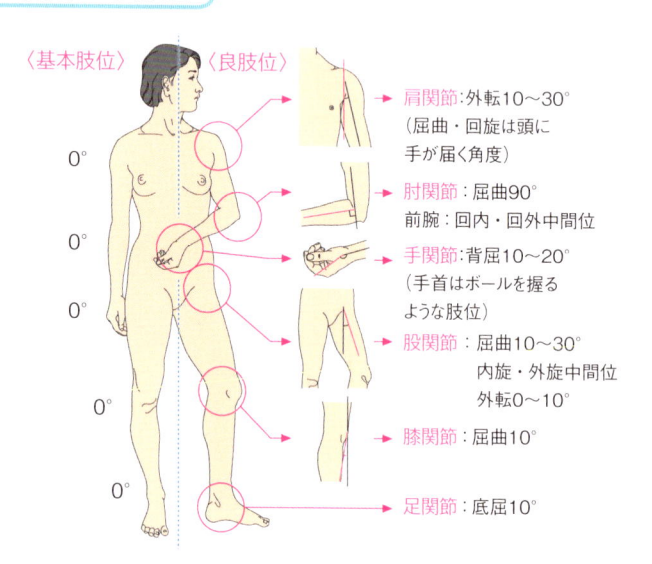

〈基本肢位〉　〈良肢位〉

0°

0°

0°

0°

0°

肩関節：外転10〜30°
（屈曲・回旋は頭に手が届く角度）

肘関節：屈曲90°
前腕：回内・回外中間位

手関節：背屈10〜20°
（手首はボールを握るような肢位）

股関節：屈曲10〜30°
内旋・外旋中間位
外転0〜10°

膝関節：屈曲10°

足関節：底屈10°

主な関節可動域（ROM）

上肢

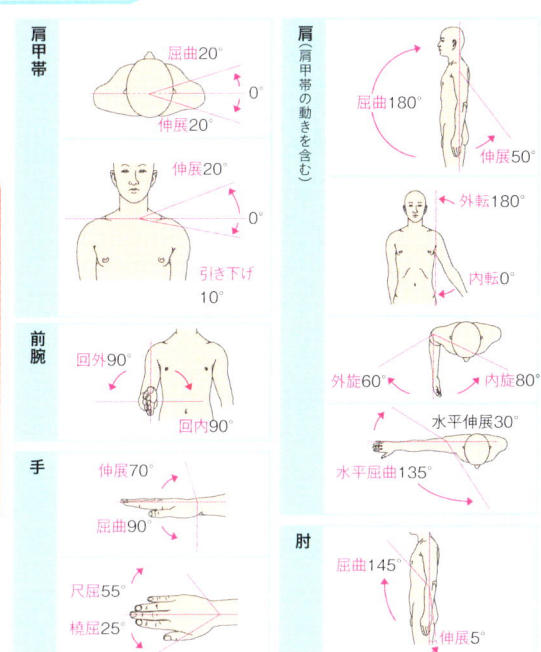

肩甲帯
屈曲20°
0°
伸展20°

伸展20°
0°
引き下げ10°

前腕
回外90°
回内90°

手
伸展70°
屈曲90°

尺屈55°
橈屈25°

肩（肩甲帯の動きを含む）
屈曲180°
伸展50°

外転180°
内転0°

外旋60°
内旋80°

水平伸展30°
水平屈曲135°

肘
屈曲145°
伸展5°

下肢

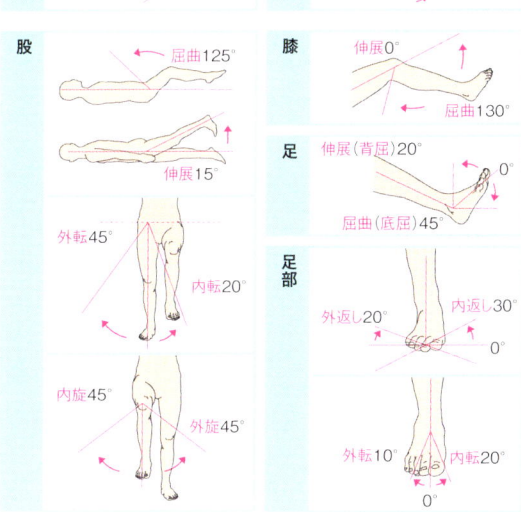

股
屈曲125°

伸展15°

外転45°
内転20°

内旋45°
外旋45°

膝
伸展0°
屈曲130°

足
伸展（背屈）20°
0°
屈曲（底屈）45°

足部
外返し20°
内返し30°
0°

外転10°
内転20°
0°

顔面・頭・頸部の筋

これは必ず覚えよう！

- 顔の皮膚を動かして表情をつくる筋を**表情筋**（顔面筋）という。顔面筋は、すべて顔面神経に支配されている。
- 顔面筋には、眼輪筋、口輪筋、前頭筋、後頭筋、頬筋、笑筋、上唇挙筋、下唇下制筋など、多数ある。
- **咀嚼筋**は、下顎骨の運動にかかわり咀嚼運動を行う筋の総称。咬筋、側頭筋、内側・外側翼突筋が含まれる。

代表的な顔面・頭・頸部の筋	機能
前頭筋	眉の挙上
眼輪筋	眼閉鎖
口輪筋	唇を閉じる
頬筋	口角の引き上げ
頬骨筋	口角および唇の引き上げ
咬筋	顎を閉じる
側頭筋	顎を閉じる
胸鎖乳突筋	頭の回旋と伸展
僧帽筋	頭と頸の伸展、肩甲骨の挙上、下降、回転

✓ 臨床への応用

体位と表情

表情をつくる筋肉は抗重力筋であり、重力がかかると抵抗して収縮する。寝たきりにせず、できるだけ起こすことが重要である。

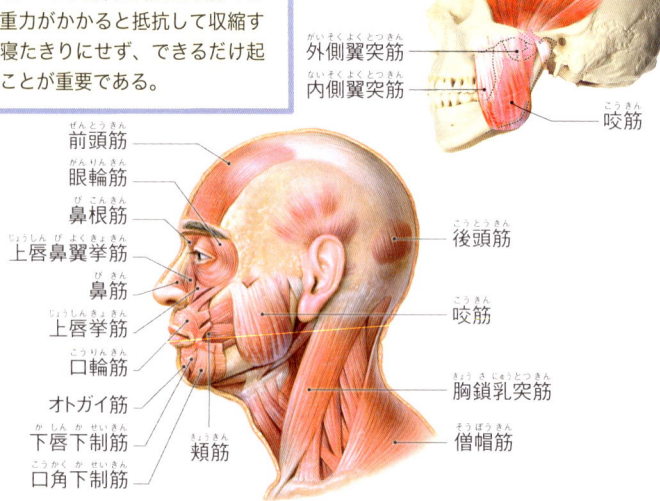

側頭筋
外側翼突筋
内側翼突筋
咬筋

前頭筋
眼輪筋
鼻根筋
上唇鼻翼挙筋
鼻筋
上唇挙筋
口輪筋
オトガイ筋
下唇下制筋
口角下制筋
頬筋
後頭筋
咬筋
胸鎖乳突筋
僧帽筋

胸腹部の筋

これは必ず覚えよう！

- 大胸筋は上腕の内転と内旋、前鋸筋は肩甲骨を前方に引く。
- 外肋間筋は肋間を上後方から下前方に張り渡し、肺への吸息を行う。内肋間筋は下後方から前上方に張り渡し、呼息を行う（→p.53）。
- 横隔膜は胸腔と腹腔の間にある。収縮すると下降し吸息を行い、弛緩すると上昇し呼息を行う（→p.53）。
- 腹直筋は、白線の両側を継走し、腹直筋鞘に包まれている。体幹を前屈し、側腹部の筋とともに腹圧を高める。
- 外・内腹斜筋、腹横筋は腰をねじり腹圧を高める。
- 脊柱起立筋は脊柱を立てたり、屈伸、ねじり運動を行う。

代表的な胸腹部の筋	機能
外腹斜筋	腹圧を高める
内腹斜筋	体幹の前屈・側屈・回旋
腹横筋	
腹直筋	体幹の前屈 腹圧を高める

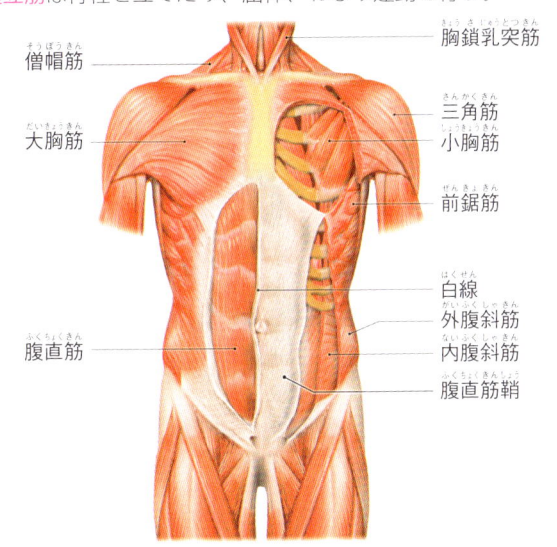

僧帽筋 ／ 胸鎖乳突筋 ／ 三角筋 ／ 大胸筋 ／ 小胸筋 ／ 前鋸筋 ／ 白線 ／ 外腹斜筋 ／ 腹直筋 ／ 内腹斜筋 ／ 腹直筋鞘

上肢の筋

これは必ず覚えよう！

- 上肢の筋は肩関節、肘関節、手首と指の運動を行う。腕神経叢に支配されている。

代表的な上肢の筋	機能
大胸筋	上腕の屈曲と内転
広背筋	上腕の伸展と内転
三角筋	上腕の外転
上腕二頭筋	前腕の屈曲
上腕三頭筋	前腕の伸展

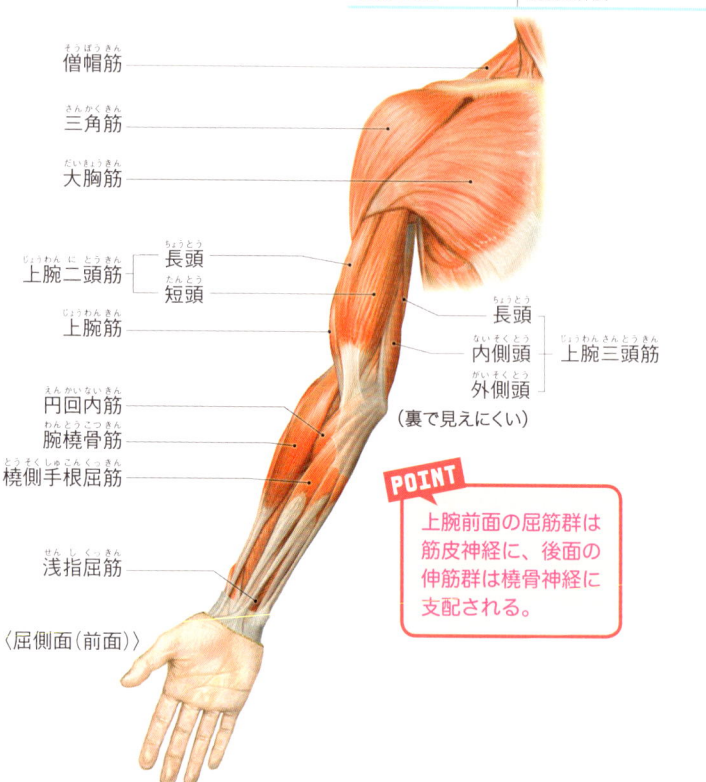

僧帽筋
三角筋
大胸筋
上腕二頭筋　長頭　短頭
上腕筋
円回内筋
腕橈骨筋
橈側手根屈筋
浅指屈筋
〈屈側面（前面）〉

長頭
内側頭
外側頭　上腕三頭筋
（裏で見えにくい）

POINT
上腕前面の屈筋群は筋皮神経に、後面の伸筋群は橈骨神経に支配される。

下肢の筋

これは必ず覚えよう！

● 下肢の筋は、股関節、膝関節、足首、指の運動を行う。腰神経叢と仙骨神経叢の支配を受ける。

代表的な下肢の筋	機能
大殿筋	大腿の伸展
大腿二頭筋	下腿の屈曲
大腿四頭筋	
大腿直筋	下腿の伸展
外側、中間、内側広筋	下腿の伸展
前脛骨筋	足関節の背屈
腓腹筋	足関節の底屈
ヒラメ筋	足関節の底屈

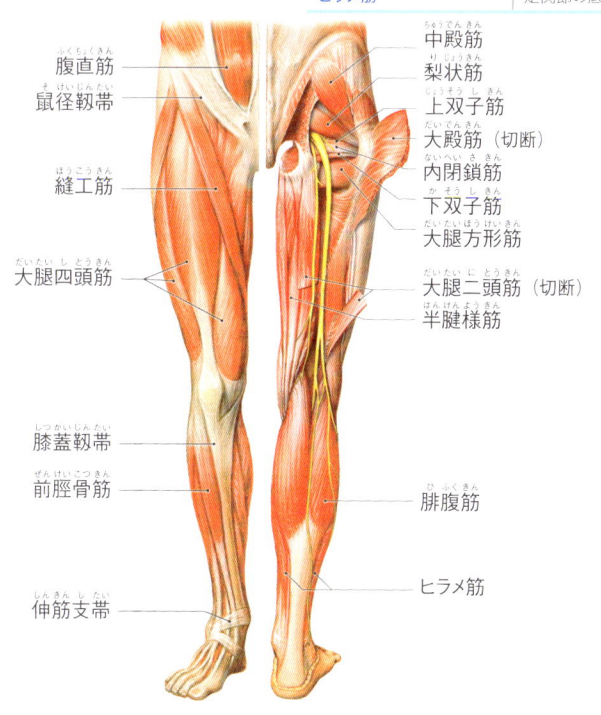

腹直筋
鼠径靱帯
縫工筋
大腿四頭筋
膝蓋靱帯
前脛骨筋
伸筋支帯

中殿筋
梨状筋
上双子筋
大殿筋（切断）
内閉鎖筋
下双子筋
大腿方形筋
大腿二頭筋（切断）
半腱様筋
腓腹筋
ヒラメ筋

鼻

これは必ず覚えよう！

- 鼻は呼吸器で、嗅覚、構音機能（発声時の共鳴作用）をもつ。
- 鼻は外鼻、鼻腔、副鼻腔（左右に前頭洞、前・後篩骨洞、上顎洞、蝶形骨洞）で構成されている。
- 鼻腔は鼻中隔で左右を仕切る。鼻入り口から約1.5cm奥の鼻中隔の前端部（キーゼルバッハ部位）は毛細血管が密集しており、鼻出血を起こしやすい。
- 鼻腔の外側壁には上・中・下鼻甲介があり、それぞれの鼻甲介の下の空気の通り道を上・中・下鼻道という。
- 鼻腔は吸気の加湿、異物粒子の除去、嗅覚のはたらきをもつ。
- においを識別する嗅覚受容器は、嗅上皮に存在する。嗅上皮は、鼻腔天井付近にあって粘液で覆われ、におい分子が嗅細胞にくっつく。

☑ 関連する疾患

鼻中隔弯曲症
鼻中隔弯曲症は正中隔壁が左右どちらかに弯曲しているために鼻閉を起こし、頭痛などの弊害が生じる。治療としては鼻中隔の軟骨を削る手術が行われる。

副鼻腔炎
副鼻腔炎の手術では、障害部位により切開する場所が異なる。上顎洞根治手術では歯肉を切開し、前頭洞根治手術では鼻内切開する方法と皮膚を切開する方法（鼻外手術）がある。

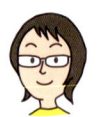

鼻から管を通す経鼻栄養チューブを挿入するときは、出血に注意し左右の鼻腔どちらが広いか確認します。

鼻の構造

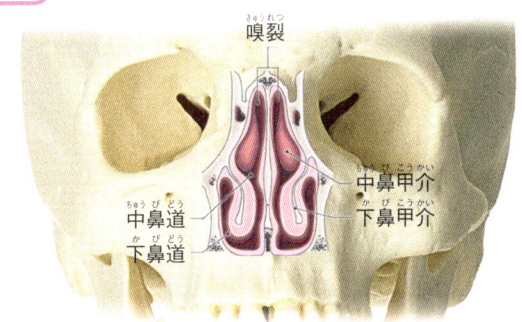

鼻腔（びくう）

嗅裂（きゅうれつ）

中鼻甲介（ちゅうびこうかい）

下鼻甲介（かびこうかい）

中鼻道（ちゅうびどう）

下鼻道（かびどう）

副鼻腔（ふくびくう）

前頭洞（ぜんとうどう）

篩骨洞（しこつどう）

上顎洞（じょうがくどう）

蝶形骨洞（ちょうけいこつどう）

POINT

鼻中隔は、正中の仕切りで左右に分かれる。各々の鼻腔には上・中・下鼻甲介により上・中・下鼻道の通路ができ、鼻甲介の粘膜により、吸い込んだ空気を保温、湿気を与えて肺へ送る。

嗅上皮（きゅうじょうひ）

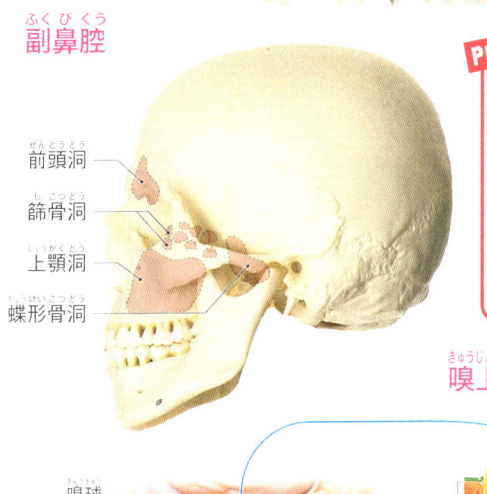

嗅球（きゅうきゅう）

嗅神経（きゅうしんけい）

嗅上皮

上鼻甲介

中鼻甲介

下鼻甲介

吸気の流れ

嗅神経（きゅうしんけい）

基底細胞（きていさいぼう）

嗅細胞（きゅうさいぼう）

支持細胞（しじさいぼう）

粘液層（ねんえきそう）

嗅線毛（きゅうせんもう）

におい分子

鼻腔（びくう）

喉　頭

これは必ず覚えよう！

- 鼻腔で取り入れた空気を咽頭、喉頭、気管、気管支を通って肺まで運ぶ経路を気道という。
- 鼻腔の粘膜は多列線毛上皮で覆われ、血管と鼻腺が多数ある。
- 鼻腔、咽頭、喉頭をあわせて上気道という。下気道は気管と気管支をいう（→p.47）。
- 喉頭は舌の基部である喉頭蓋にはじまり、咽頭と気管の間にある。
- 喉頭は気道の一部として呼吸、嚥下運動の補助、発声の機能をもつ。
- 喉頭の骨組みはすべて軟骨であり、喉頭蓋軟骨、甲状軟骨（最も大きく男子の思春期で発達する）、輪状軟骨、披裂軟骨等からなる。
- 喉頭には声帯ヒダによって狭くなったところに声門があり、発声器のはたらきをもつ。
- 大部分の喉頭蓋と声帯ヒダの一部が重層扁平上皮（→p.15）で覆われ、その他は多列線毛上皮である。
- 上・下喉頭動脈やリンパ管、迷走神経の枝である上喉頭神経、下喉頭神経（反回神経から）などが分布する。

☑ 臨床への応用

喉頭の診察

喉頭の診察は、反射鏡である間接喉頭鏡が使用される。患者は座位で上半身を前に出し、力を抜いて声を軽く出してもらう。喉頭鏡で炎症やポリープ、がん等の診察が行われる。近年ではファイバースコープが使われることが多い。

☑ 関連する疾患

喉頭がん

喉頭がんの多くは扁平上皮がん（→p.15）であり、男性に多い。喫煙、声帯の酷使、大気汚染などが原因といわれている。症状は、声門上型ではのどの違和感、声門型では嗄声、声門下型では無症状のことが多い。

治療は手術のほか、放射線療法、薬物療法がある。喉頭全摘出術では発声困難となり、食道発声器具（人工喉頭）による発声などのリハビリテーションを必要とする。

咽頭、喉頭の構造

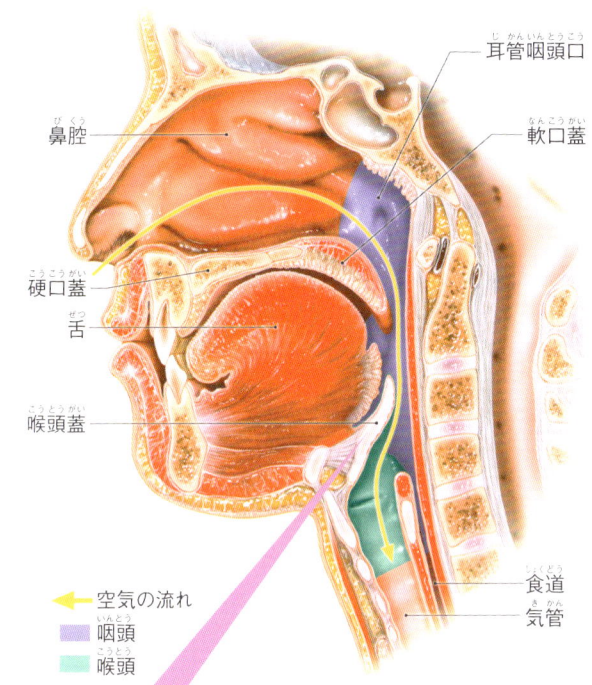

耳管咽頭口

軟口蓋

鼻腔

硬口蓋

舌

喉頭蓋

食道

気管

◄─ 空気の流れ
咽頭
喉頭

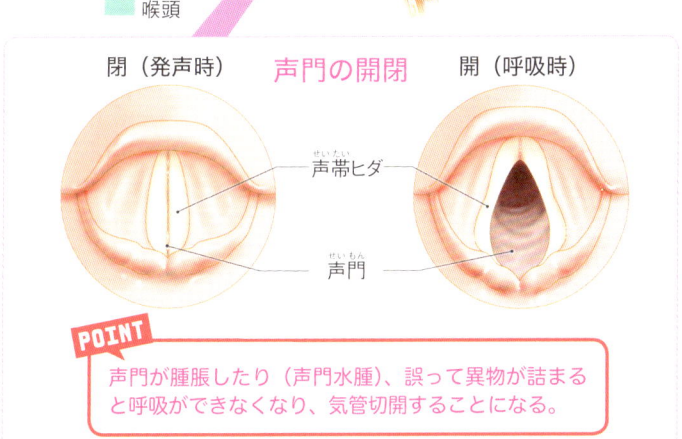

閉（発声時）　　声門の開閉　　開（呼吸時）

声帯ヒダ

声門

POINT

声門が腫脹したり（声門水腫）、誤って異物が詰まる
と呼吸ができなくなり、気管切開することになる。

気管、気管支

これは必ず覚えよう！

- 気道の粘膜は線毛上皮（→p.15）で覆われ、線毛の動きで異物と粘液を上方へ運ぶ。

- 気管は長さ約10cm、太さ約2cmで、第4〜5胸椎の高さで左右の気管支に分かれる。右主気管支は左に比べ、短く、太く、縦に走行する。傾斜も急である。

- 気管支は肺門に入ると右3本、左2本の葉気管支に分かれる。その後は分岐を重ねて終末細気管支、呼吸細気管支、肺胞管、肺胞嚢、肺胞に移行する（→p.48）。

- 肺胞では、ガス交換（酸素を血中に取り込み、二酸化炭素を肺胞に排出→p.56）が行われる。

- 肺胞の内面をサーファクタント（肺表面活性物質→p.49）が覆い、表面張力を低下させ肺をつぶさないようにしている。

- 両肺の内側中央部に、気管支、肺動脈、肺静脈、気管支動脈、肺神経叢（交感神経と迷走神経）が出入りする肺門がある。

- 肺動脈、肺静脈は肺の機能血管で、気管支動脈は肺の栄養血管（栄養と酸素を与える）である。

- 縦隔は左右の肺の間の空間であり、心臓、気管、気管支、食道、大動脈、上・下大静脈、胸管、迷走神経、横隔神経、胸腺などが位置する。

✓ 関連する疾患

誤嚥性肺炎
誤嚥したものは右気管支へ落ちやすく、誤嚥性肺炎を引き起こす。

肺がん
気管支や肺胞の細胞ががん化したもので、血液やリンパ液の流れで転移しやすく、早急に手術（→p.50）や化学療法を行う。

肺扁平上皮がんは肺門に、肺腺がんは肺野部の末梢、肺大細胞がんは肺野部の中間、肺小細胞がんは肺門縦隔部に発症しやすい。

呼吸器系の構造

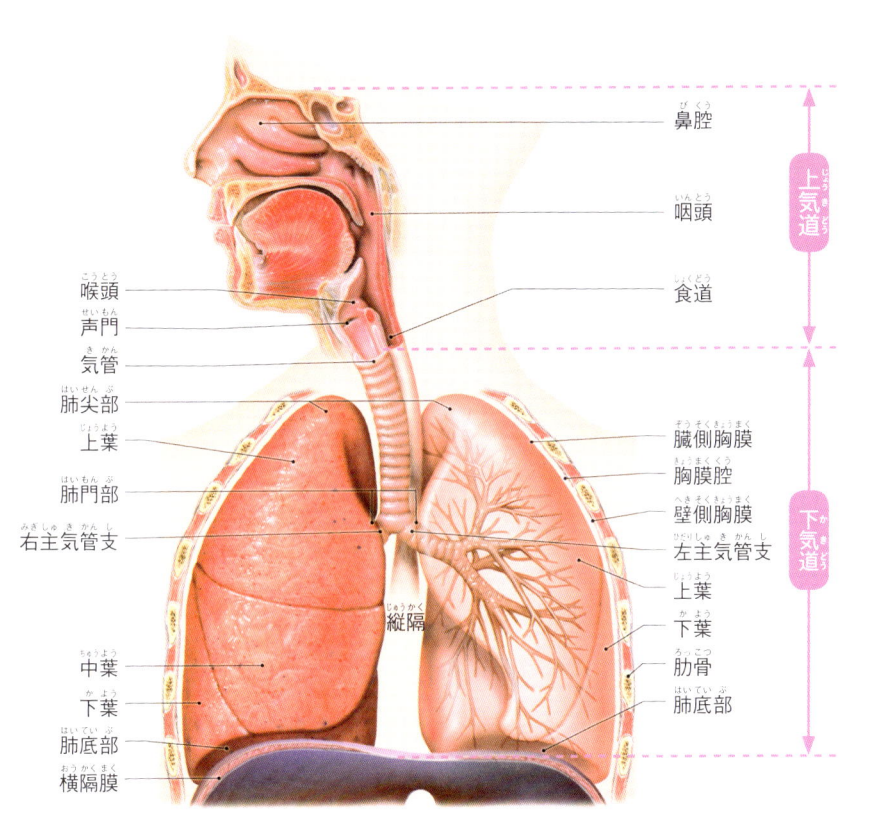

鼻腔

咽頭

喉頭
声門
気管

肺尖部

上葉

肺門部

右主気管支

縦隔

中葉
下葉

肺底部
横隔膜

食道

上気道

臓側胸膜
胸膜腔
壁側胸膜
左主気管支
上葉
下葉
肋骨
肺底部

下気道

※左肺は内部がよくわかるように胸膜を取り去ってある。

POINT
呼吸音聴診は、気管支および肺野を左右対称に比較しながら行う。

POINT
誤飲を疑われる高齢者では、右側（背面：肩甲線上第8肋間のあたり）に特に注意する。

気管の分岐

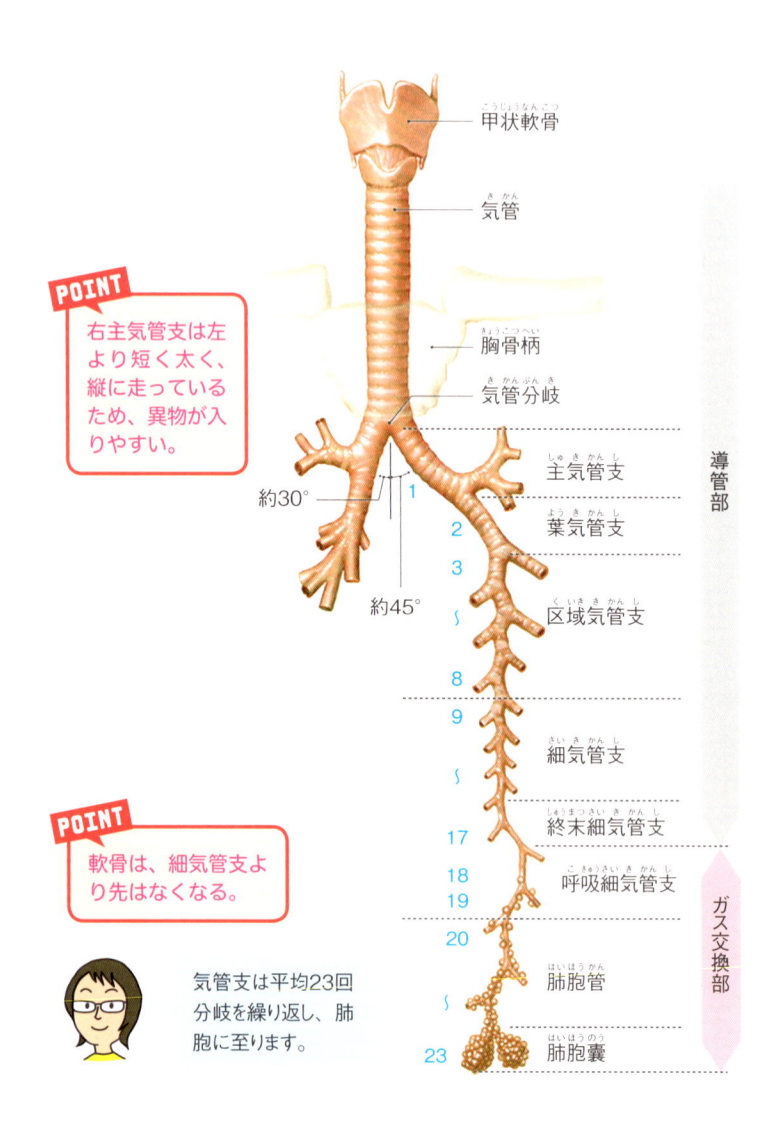

甲状軟骨

気管

POINT
右主気管支は左より短く太く、縦に走っているため、異物が入りやすい。

胸骨柄

気管分岐

約30°

約45°

POINT
軟骨は、細気管支より先はなくなる。

気管支は平均23回分岐を繰り返し、肺胞に至ります。

番号	名称	区分
1	主気管支	導管部
2	葉気管支	
3〜8	区域気管支	
9〜	細気管支	
17	終末細気管支	
18・19	呼吸細気管支	ガス交換部
20〜	肺胞管	
23	肺胞嚢	

肺胞の構造

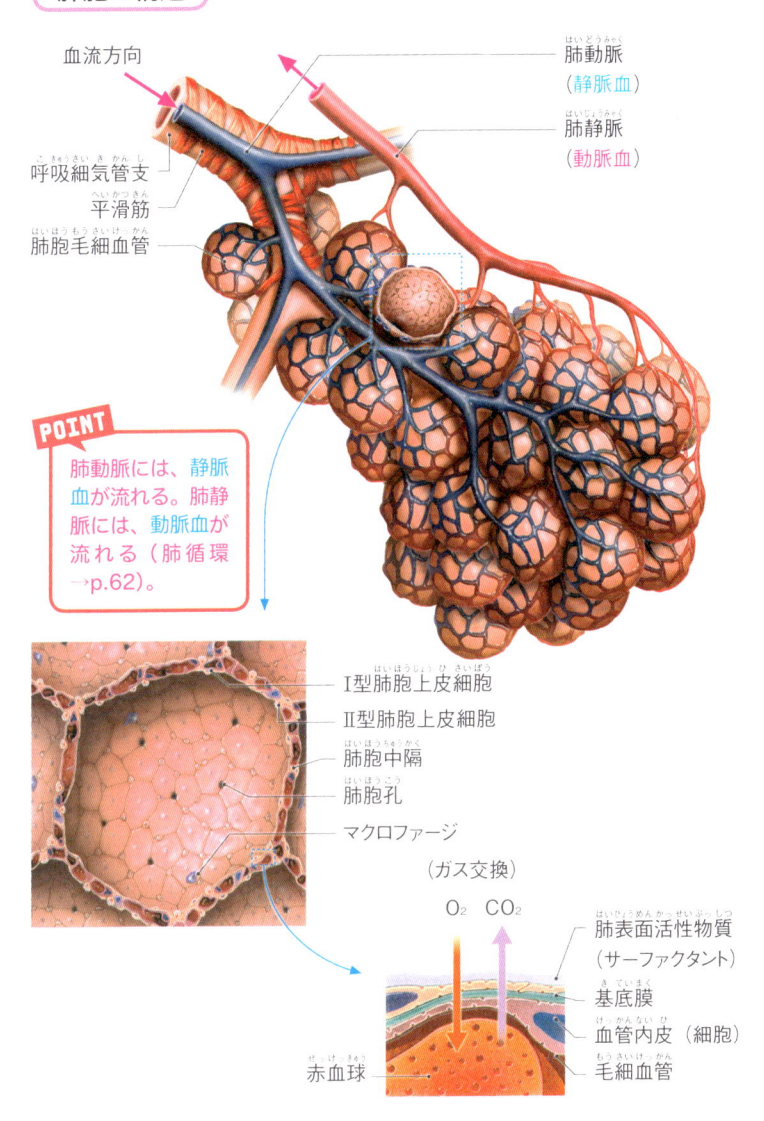

血流方向

肺動脈
(静脈血)

肺静脈
(動脈血)

呼吸細気管支
(こきゅうさいきかんし)
平滑筋
(へいかつきん)
肺胞毛細血管
(はいほうもうさいけっかん)

POINT

肺動脈には、静脈血が流れる。肺静脈には、動脈血が流れる（肺循環→p.62）。

I型肺胞上皮細胞
(はいほうじょうひさいぼう)
II型肺胞上皮細胞
肺胞中隔
(はいほうちゅうかく)
肺胞孔
(はいほうこう)
マクロファージ

（ガス交換）

O_2　CO_2

肺表面活性物質
(はいひょうめんかっせいぶっしつ)
（サーファクタント）
基底膜
(きていまく)
血管内皮（細胞）
(けっかんないひ)
毛細血管
(もうさいけっかん)

赤血球
(せっけっきゅう)

肺

これは必ず覚えよう！

- 肺は左右に分かれ右肺が大きく、右は上葉、中葉、下葉、左は上下の2つの葉で構成されている。
- 肺は気管支が葉気管支、区域気管支へと枝分かれするのに伴い、右10区域、左8区域の肺区域を形成する。

POINT

左右の肺は縦隔で隔てられている。
・右の肺→葉気管支3本で、3葉
・左の肺→葉気管支2本で、2葉

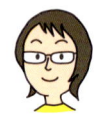

聴診するときは意識して行いましょう。

☑ **臨床への応用**

肺がんの術式

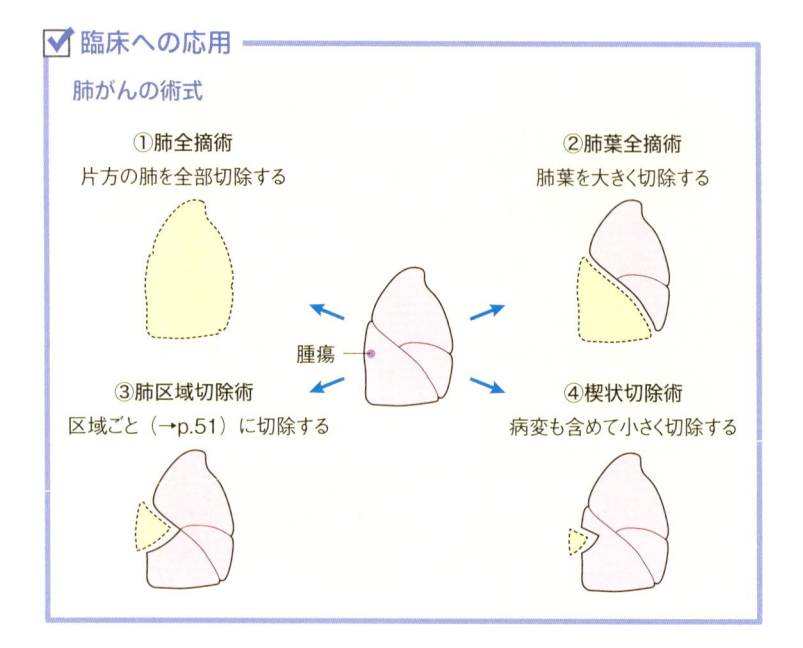

①肺全摘術
片方の肺を全部切除する

②肺葉全摘術
肺葉を大きく切除する

腫瘍━

③肺区域切除術
区域ごと（→p.51）に切除する

④楔状切除術
病変も含めて小さく切除する

肺区域

右葉（うよう）

S¹
S²
S³
水平裂（すいへいれつ）
S⁶
S⁴
S¹⁰ S⁹ S⁸ S⁵

〈外側面〉

左葉（さよう）

斜裂（しゃれつ）
S¹⁺²
S³
S⁶
S⁴
S⁵ S⁷*＋S⁸ S⁹ S¹⁰

〈外側面〉

上葉
肺門

S² S¹
S³

S⁵
S⁴
S⁸
S⁹
S⁶
S⁷
S¹⁰

中葉

S¹⁺²
S³
S⁴
S⁶
S⁷⁺⁸
S⁶
S⁹
S¹⁰

上葉

下葉 下葉

S¹
S²
S³
S⁶
S⁵
S⁷ S¹⁰
S⁸ S⁹
水平裂（すいへいれつ）

〈内側面〉

S¹⁺²
S⁶
S³
S⁴
S¹⁰
S⁵
S⁷*＋S⁸
S⁹
斜裂（しゃれつ）

〈内側面〉

POINT
肺門は扁平上皮がんが多く、肺野に比べて咳や血痰が出現しやすい。

右肺と左肺

右肺上葉	S¹	肺尖区
	S²	後上葉区
	S³	前上葉区
中葉	S⁴	外側中葉区
	S⁵	内側中葉区
下葉	S⁶	上－下葉区
	S⁷	内側肺底区
	S⁸	前肺底区
	S⁹	外側肺底区
	S¹⁰	後肺底区

※右肺S⁷は上図では見えない位置

左肺上葉	S¹⁺²	肺尖後区
	S³	前上葉区
	S⁴	上舌区
	S⁵	下舌区
下葉	S⁶	上－下葉区
	S⁸	前肺底区
	S⁹	外側肺底区
	S¹⁰	後肺底区

※左肺にはS⁷がない場合が多い

呼吸運動

これは必ず覚えよう！

- 呼吸運動は骨格筋の動きで体積を増減し、胸腔内の圧力（胸腔内圧）を上下して行われる。
- 吸気では、外肋間筋が収縮し肋骨を持ち上げ、横隔膜が（下方に）収縮する。そのため胸腔容積が増え、胸腔内圧は陰圧がいっそう下がり、空気が肺に入る。
- 呼気では、内肋間筋と腹壁の筋の収縮により肋骨を引き下げて横隔膜を上げ、胸腔容積が減り、胸腔内圧は陰圧が小さくなり、肺からの空気を押し出す（胸腔容積を増やし、胸腔内圧をより陰圧にすると空気が吸い込まれるが、逆に容積を減らすと圧は高まり押し出す力がはたらく）。
- 普通の呼吸運動では、吸気時の筋肉（横隔膜、外肋間筋など）が弛緩すると、（肺の弾力などの力で）呼気の筋肉をはたらかせることなく、自然に横隔膜が挙上し、胸郭が狭まる。努力して呼気をするときは、腹壁の筋や内肋間筋が収縮して胸腔容積を減らす。

☑ 臨床への応用

胸腔内圧

胸腔内圧は常に陰圧で、安静吸気時-6〜-7cmH$_2$O、安静呼気時-2〜-4cmH$_2$Oである。気胸などによる胸腔持続ドレナージでは、これよりも陰圧力を下げた低圧持続吸引圧-10〜-20cmH$_2$Oに設定する（吸引圧は医師の指示による）。

また、持続ドレナージでの吸引ビンの交換時はチューブをコッヘルでロックして、機械の作動を止めてビンを取り出し、ビンを交換したら、機械の作動を行い、最後にドレーンを止めたコッヘルを開放する。コッヘルでロックせずに、機械を止めると、室内の空気が胸腔内に移動、肺が縮小し、呼吸しにくくなるので注意する（機器によって操作が異なる）。

異常呼吸

呼吸困難時には鼻翼呼吸（鼻翼が張る、鼻孔が大きくなる、喉頭を下に動かす）や下顎呼吸（下顎を動かす）などになる。

呼吸運動のしくみ

吸気時

胸腔容積が増え、圧が下がり、吸気となる。

空気入る
面積↑
内圧↓

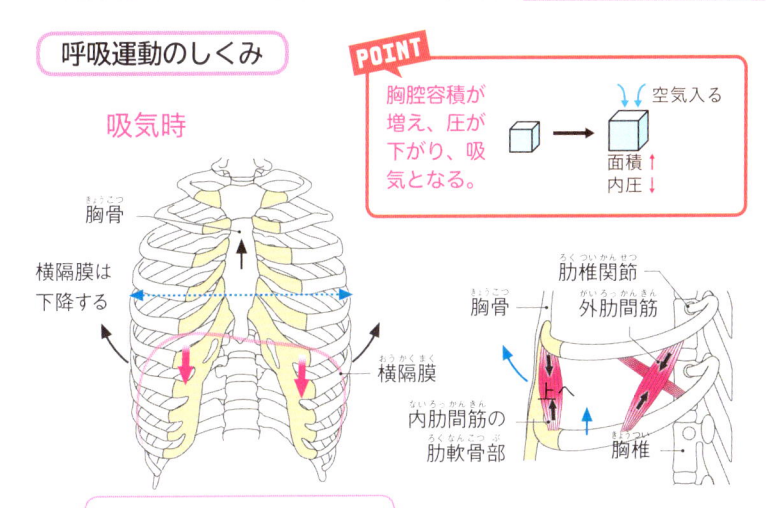

胸骨

横隔膜は下降する

横隔膜

肋椎関節
胸骨
外肋間筋
内肋間筋の肋軟骨部
胸椎

外肋間筋などのはたらきで肋骨が上外側に挙上され、胸郭の左右・前後径は増大する

外肋間筋などの収縮で下位肋骨が引き上げられる

呼気時

呼気時の外肋間筋などの弛緩

胸腔容積が減り、圧が高まり、呼気となる。

空気押し出す
面積↓
内圧↑

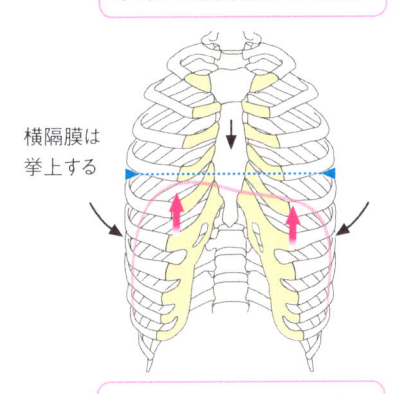

横隔膜は挙上する

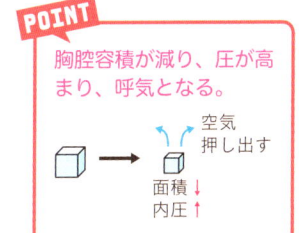

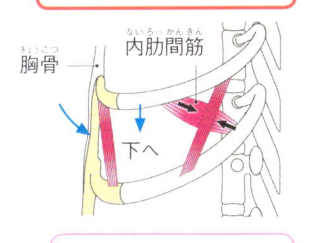

胸骨
内肋間筋
下へ

内肋間筋などのはたらきで肋骨が下に引き下げられ、胸郭の左右・前後径は狭くなる

内肋間筋の収縮で上位肋骨が引き下げられる

肺気量

これは必ず覚えよう！

- 肺に含まれる空気（ガス）の量を肺気量という。4つの量（予備吸気量、1回換気量、予備呼気量、残気量）に区分される。
- 肺気量はスパイロメーターで測定し、スパイログラム（肺気量曲線）で表示される。
- 最大吸気位から努力呼出（できるだけ速く息を吐き出す）したときの肺活量を努力肺活量という。そのうち、はじめの1秒間に呼出した肺気量を1秒量という。
- 努力肺活量や1秒量により、肺機能を測定できる。

呼吸位間の気量

予備吸気量	IRV：inspiratory reserve volume	安静の吸息後、さらに吸収されうる最大のガス量
1回換気量	TV：tidal volume	1回の呼吸周期ごとに吸入、ないし呼出されるガス量
予備呼気量	ERV：expiratory reserve volume	安静の呼息後、さらに吐き出される最大のガス量
残気量	RV：residual volume	最大努力で呼出しても、なお肺のなかに残っているガス量

2つ以上の気量の和

肺活量	VC：vital capacity	予備吸気量＋1回換気量＋予備呼気量
最大吸気量	IC：inspiratory capacity	予備吸気量＋1回換気量
機能的残気量	FRC：functional residual capacity	予備呼気量＋残気量
全肺気量	TLC：total lung capacity	肺活量＋残気量

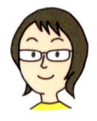

呼吸機能検査は息を吸ったり吐いたりするので、体力を消耗します。検査前後はバイタルサインに注意しましょう。

肺気量分画

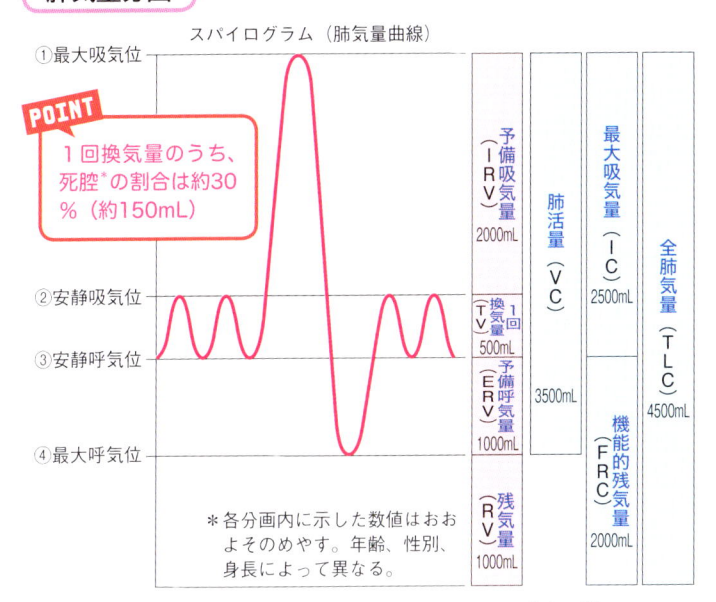

スパイログラム（肺気量曲線）

POINT
1回換気量のうち、死腔*の割合は約30％（約150mL）

①最大吸気位
②安静吸気位
③安静呼気位
④最大呼気位

予備吸気量（IRV）2000mL
1回換気量（TV）500mL
予備呼気量（ERV）1000mL
残気量（RV）1000mL

肺活量（VC）3500mL

最大吸気量（IC）2500mL
機能的残気量（FRC）2000mL

全肺気量（TLC）4500mL

＊各分画内に示した数値はおおよそのめやす。年齢、性別、身長によって異なる。

＊死腔：血液とのガス交換に関与しない部分（血流や気道のない肺胞面積）

努力呼気曲線

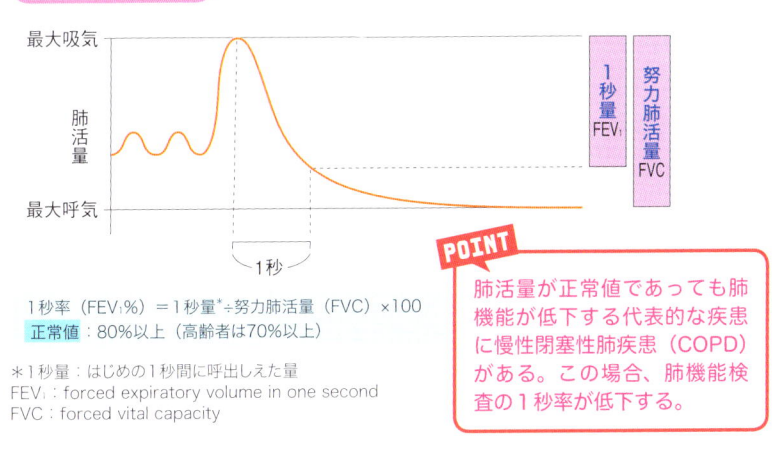

最大吸気
肺活量
最大呼気
1秒

1秒量 FEV₁
努力肺活量 FVC

1秒率（FEV₁%）＝1秒量*÷努力肺活量（FVC）×100
正常値：80％以上（高齢者は70％以上）

＊1秒量：はじめの1秒間に呼出しえた量
FEV₁：forced expiratory volume in one second
FVC：forced vital capacity

POINT
肺活量が正常値であっても肺機能が低下する代表的な疾患に慢性閉塞性肺疾患（COPD）がある。この場合、肺機能検査の1秒率が低下する。

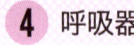

ガス交換

これは必ず覚えよう！

- 呼吸により、空気中から酸素を体内に取り込み、二酸化炭素を体外に排出することを、ガス交換という。
- 肺胞と血液との間のガス交換は分圧の高いほうから低いほうに向かって行われる。これを拡散現象（ガス分圧較差による拡散）という。
- 酸素は組織へ、二酸化炭素は組織から血液へ移動する。
- 肺胞中の酸素分圧は100Torr（mmHg）、二酸化炭素分圧は40Torr（mmHg）である。各組織の酸素分圧は低く、筋20Torr（mmHg）、腺組織や骨格筋、心筋は0 Torr（mmHg）まで下がっていることもある。
- ガスは高い分圧から低い分圧へと流れるので、肺胞内の酸素は毛細血管に入り、逆に毛細血管内の二酸化炭素は肺胞内に移動する（拡散される）。
- 血液ガスの塩基余剰（BE）、プラスは塩基過剰（代謝性アルカローシス）、マイナスは塩基欠乏（代謝性アシドーシス）を示す。

☑ 臨床への応用

血液ガス分析

血液ガス検査では、以下の項目を必ずチェックする。

検査項目	基準値
PaO_2（動脈血酸素分圧）	80〜100Torr（mmHg）
$PaCO_2$（動脈血二酸化炭素分圧）	35〜45Torr（mmHg）
pH	7.36〜7.44
SaO_2（動脈血酸素飽和度）	93〜98%
HCO_3^-（重炭酸イオン）	22〜26mEq/l
BE（塩基余剰）	−2〜+2mEq/L

PaO_2 : arterial O_2 pressure	HCO_3^- : bicarbonate ion
$PaCO_2$: arterial CO_2 pressure	BE : base excess
SaO_2 : arterial O_2 saturation	

※検査基準は、測定法や測定試薬によって異なる場合がある。自施設の基準を確認のこと。

ガス交換のしくみ

外呼吸

肺毛細血管内血液と肺胞気との間で酸素 (O_2) と二酸化炭素 (CO_2) を交換すること。

血液	移動	肺胞
$PaCO_2$　45Torr (mmHg)	→	PCO_2　40Torr (mmHg)
PaO_2　40Torr (mmHg)	←	PO_2　100Torr (mmHg)

POINT

酸素、二酸化炭素は、「圧が高いところ→圧が低いところ」へ流れる。

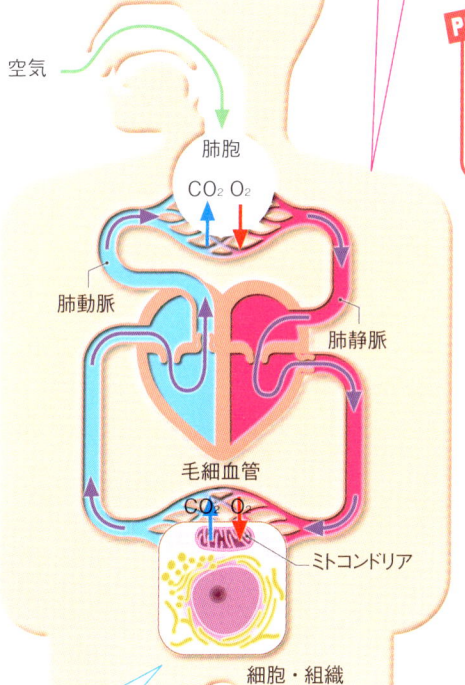

空気

肺胞
CO_2 O_2

肺動脈

肺静脈

毛細血管

CO_2 O_2

ミトコンドリア

細胞・組織

内呼吸

外呼吸で取り入れられた酸素が各組織の細胞内で消費され、二酸化炭素を放出するガス交換のこと。

血液	移動	各組織の細胞
$PaCO_2$　40Torr (mmHg)	←	PCO_2　45Torr (mmHg)
PaO_2　100Torr (mmHg)	→	PO_2　40Torr (mmHg)

呼吸調節

これは必ず覚えよう！

- 呼吸中枢は延髄（えんずい）にあり、呼吸リズムをつくっている。
- 橋（きょう）は呼吸中枢を調節している。
- 呼吸中枢は、化学的刺激によって調節されている。

化学的刺激による呼吸調節

中枢性化学受容器	・中枢性化学受容器は、延髄にある ・血中CO_2濃度の上昇、pHの低下を感知して、呼吸中枢を刺激する
末梢性化学受容器	・末梢性化学受容器は、総頸動脈の分岐部にある頸動脈小体と、大動脈弓にある大動脈小体がある ・血中O_2濃度の低下やCO_2濃度の上昇、pHの低下を感知し、それぞれ舌咽神経と迷走神経（の求心線維）を経て、延髄の呼吸中枢を刺激して、呼吸を促進する

- 呼吸中枢は、反射などでも調節されている。

反射による呼吸調節

ヘーリング・ブロイエル反射	肺胞壁にも迷走神経の求心性神経が存在する。吸息により肺が膨張すると、それ以上膨らまないように呼息に切りかえる
大脳皮質の呼吸支配	感情の変化などで大脳から呼吸中枢に刺激が伝わり、呼吸数の変化を可能としている
その他	関節や皮膚、粘膜、気道からの反射（冷水を浴びたときに一時呼吸が止まったり、気道に異物がつくとくしゃみや咳が出るなど）が呼吸を調節している

☑ 臨床への応用

酸素吸入時の注意点

二酸化炭素濃度が高く、酸素濃度が低いからといって、患者に高濃度の酸素を投与するのは危険である。頸動脈小体や大動脈小体への低酸素刺激がなくなることで、逆に呼吸運動が低下し、二酸化炭素濃度が上昇し、さらなる悪化を招く（二酸化炭素ナルコーシス、呼吸性アシドーシス）。

呼吸調節のしくみ

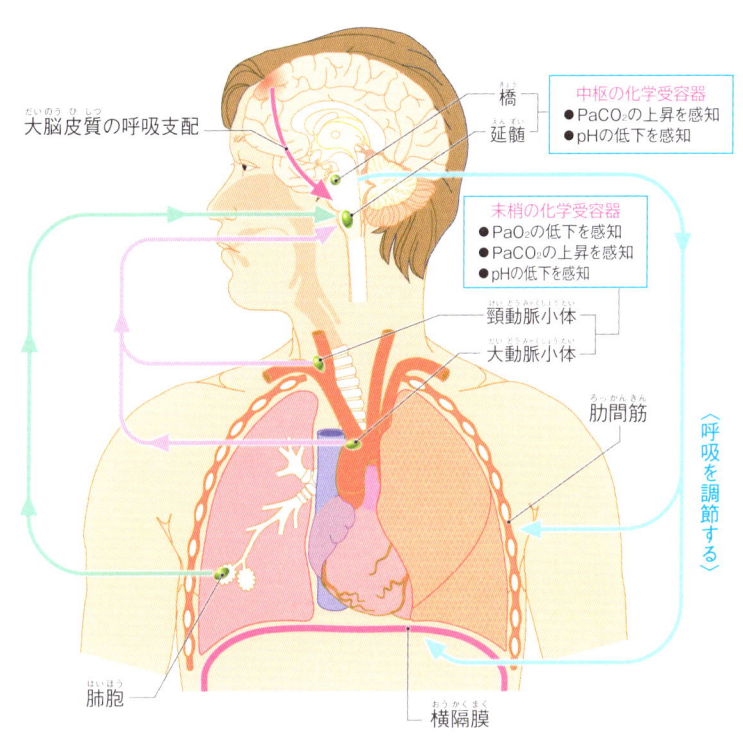

大脳皮質（だいのうひしつ）の呼吸支配

橋（きょう）
延髄（えんずい）

中枢の化学受容器
●PaCO₂の上昇を感知
●pHの低下を感知

中枢の化学受容器
●$PaCO_2$の上昇を感知
●pHの低下を感知

末梢の化学受容器
●PaO_2の低下を感知
●$PaCO_2$の上昇を感知
●pHの低下を感知

頸動脈小体（けいどうみゃくしょうたい）
大動脈小体（だいどうみゃくしょうたい）

肋間筋（ろっかんきん）

〈呼吸を調節する〉

肺胞（はいほう）

横隔膜（おうかくまく）

🟢 受容器

← 頸動脈小体、大動脈小体による呼吸調節

← ヘーリング・ブロイエル反射

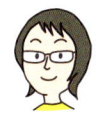

呼吸リズムをつくるのに最も大切なのは延髄！ ここが障害されると呼吸停止、人工呼吸が必要となることも念頭に入れましょう！

心　臓

- 心臓は、全身の血液を集め、全身に送るポンプの役割をもつ。循環の原動力である。

- 心臓は正中線の左に偏り（右に偏っている人もまれにいる）、こぶし大で、左心室は後寄りに、右心室は前寄りに傾いている（左心系を保護）。

- 心臓に入る血管は上半身からの血液を集める上大静脈、下半身からの血液を集める下大静脈があり、それぞれ心臓の右心房に入る。

- 右心房内の血液は、右房室弁（三尖弁）を通過して右心室に入り、肺動脈弁（半月弁）を通過して肺動脈（二酸化炭素を多く含む静脈血が流れている）に流れ、肺に移動する。

- 肺で酸素を確保した動脈血は肺静脈を通って（酸素を多く含む動脈血が流れている）、左心房に入り左房室弁（僧帽弁・二尖弁）を通過し左心室に移動し、大動脈弁（半月弁）を通過し、大動脈を通じて全身に運ばれる。

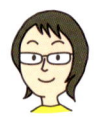

心室に充満する血液量が多いと圧が上昇し、心筋は強く伸びて収縮します。これを「スターリングの法則」といいます。
加齢により心収縮力は低下していきます。

☑ 関連する疾患

心房中隔欠損症

心房中隔欠損症の患者は左心系のほうが圧が高いので、血液は左→右の逆流が起こる。チアノーゼはない。左心房から右心房に余分な血液が流れ、右心系に負荷がかかって肺血流量が増加し、労作性呼吸困難、動悸、息切れ、低血圧の症状が出る。

心臓の位置と構造

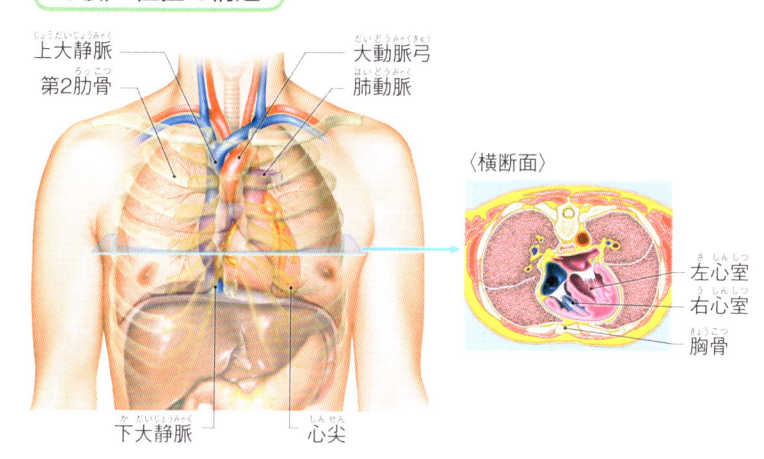

上大静脈
第2肋骨
大動脈弓
肺動脈

〈横断面〉

左心室
右心室
胸骨

下大静脈
心尖

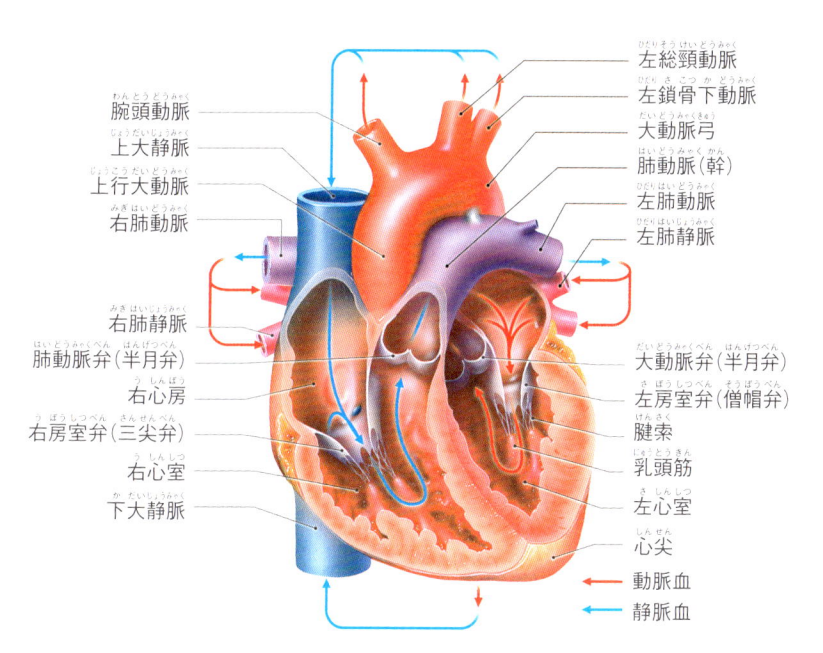

腕頭動脈
上大静脈
上行大動脈
右肺動脈
右肺静脈
肺動脈弁（半月弁）
右心房
右房室弁（三尖弁）
右心室
下大静脈

左総頸動脈
左鎖骨下動脈
大動脈弓
肺動脈（幹）
左肺動脈
左肺静脈
大動脈弁（半月弁）
左房室弁（僧帽弁）
腱索
乳頭筋
左心室
心尖

➡ 動脈血
➡ 静脈血

肺循環・体循環

これは必ず覚えよう！

- 右心室を出た血液（静脈血）が肺動脈を通じて両肺に移動し、動脈血となって肺静脈を経て左心房に戻るまでを肺循環という。
- 左心室から大動脈を通って出た動脈血が全身に運ばれ、各組織に酸素と栄養を与え、老廃物、二酸化炭素を受け取り、静脈血となり、上下の大静脈を経て右心房に戻るまでの経路を体循環という。
- 胃・腸・膵臓・脾臓などの毛細血管に続く静脈（栄養分を豊富に含んでいる）は門脈となり、肝臓に入って解毒され、体循環に入る。

☑ 臨床への応用

胎児の血液循環

胎児は母体とは別の血液循環をもち、胎児が産出した二酸化炭素と老廃物は臍動脈を経て胎盤へ送られる。

胎盤から血液を運ぶ臍静脈（動脈血を運ぶが拍動しない）は、臍帯を通って胎児の腹に入り、ほとんどは門脈や肝臓に入らず、静脈管（アランチウス管）を経て下大静脈に入る（動脈血と静脈血が混ざる）。

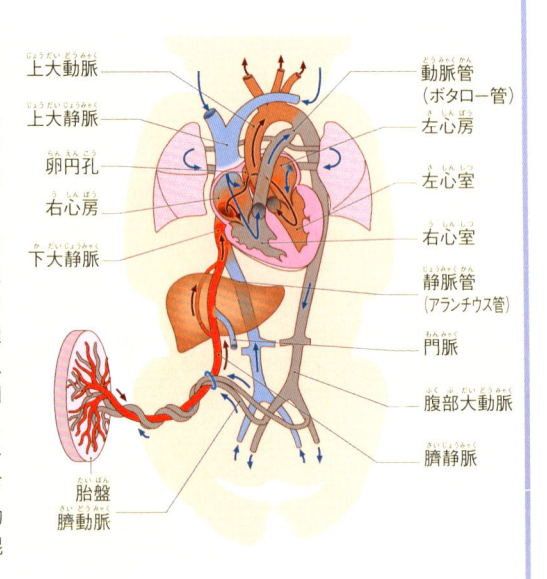

大動脈から全身に送られる血液は動静脈混合性である。したがって、胎児の下半身は上半身より動脈血を受ける度合いが低下し、発育が遅れる。

血液の循環

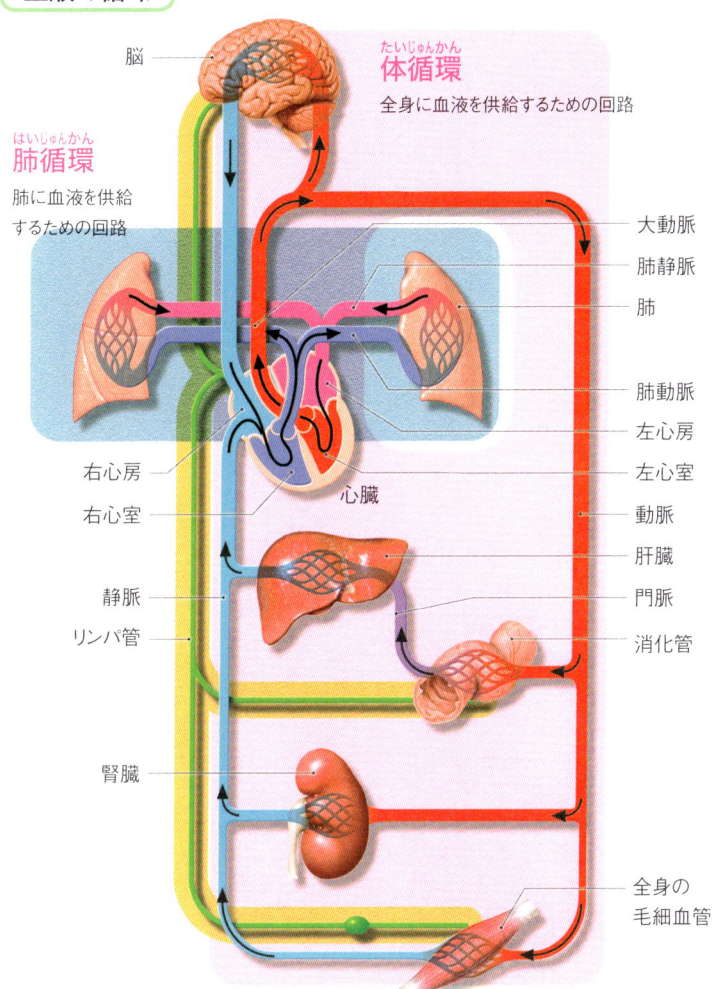

脳

体循環（たいじゅんかん）
全身に血液を供給するための回路

肺循環（はいじゅんかん）
肺に血液を供給するための回路

大動脈
肺静脈
肺

肺動脈
左心房
左心室
動脈
肝臓
門脈
消化管
全身の毛細血管

右心房
右心室
心臓

静脈
リンパ管
腎臓

POINT
肺循環を小循環、体循環を大循環という。

POINT
動脈血はO_2を多く含んだ血液
静脈血はCO_2を多く含んだ血液

刺激伝導系と心電図

- 心筋は常に一定の調子で自分の力で収縮と弛緩を繰り返す（自動能）。この運動を拍動という。
- 拍動の源は右心房の上大静脈開口部付近に位置する洞房結節（洞結節ともいう）が歩調とりとなり、房室結節（第2の歩調とり）に達し、ヒス束で心室に伝わり、右・左脚に分かれ、プルキンエ線維で心室全体に伝えられる。この経路を刺激伝導系という。
- 心筋の興奮による活動電位を利用し、心臓の動きを検査する心電図では、P波は心房の興奮、QRS波は心室の興奮、T波は心室収縮からの回復を示す。
- PQ間隔は、興奮が心房からプルキンエ線維まで伝わる房室伝導時間を示す。
- STは心筋の興奮極期を示す。

☑ 臨床への応用

不整脈と心電図

通常の拍動よりも早くQRS波が出る場合は期外収縮であり、P波がありQRS波も形が変化しなければ心房性期外収縮（PAC）、P波がなくQRS波の形が異常であれば心室性期外収縮（PVC）。頻度が少ない場合、問題はない。しかし、PVCが多発したり連続すると、心室頻拍（VT）、心室細動（VF）、心臓機能停止となり危険である。

房室ブロックは心房から心室への刺激障害であり、PQ間隔やQRSの異常を示す。

12誘導心電図

心臓に異常のある患者には必ず12誘導心電図をとる。12種類の波形が心臓の状態を多角的に映し出す。労作性狭心症はSTが低下、心筋梗塞ではSTが上昇する。

心電図波形の構成

POINT

心電図は、①P波があるかどうか、②QRS
が規則的にあるか、③T波があるかどうかを
まずチェック。次に④PQ間隔、⑤STの上下
位置を見る。

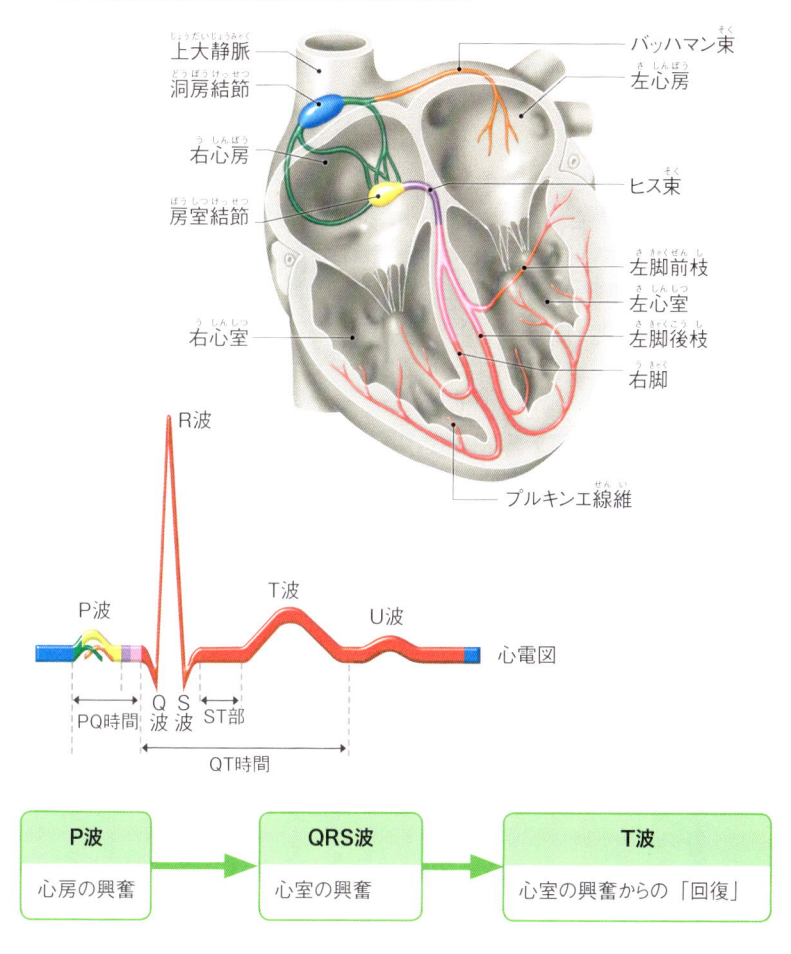

P波	QRS波	T波
心房の興奮	心室の興奮	心室の興奮からの「回復」

血　管

これは必ず覚えよう！

- 血管は全身をめぐる閉鎖された管系で、血液を運ぶ役割を担う。
- 血管は動脈、毛細血管、静脈に分けられる。
- 動脈は血液を心臓から末梢に送り出す血管である。大動脈は循環の主幹をなし、中動脈は大動脈から分かれる。小動脈（細動脈）は毛細血管に連続する細小の動脈である。
- 動脈壁は内膜（内皮細胞と結合組織）、中膜（平滑筋と弾性線維）、外膜（結合組織）の3層からなり、伸縮性と弾力に富む。
- 内膜を取り巻く弾性線維を内弾性板、平滑筋層の外を取り巻く弾性線維を外弾性板という。
- 毛細血管は小動脈と静脈を結ぶ網目状の血管で、血管壁には内皮細胞と基底膜があり平滑筋はない。肺、消化器、腺、腎臓など、ガス交換、分泌、吸収、排泄を行う器官に多く分布し、栄養や老廃物、酸素や二酸化炭素の交換が行われる。
- 静脈は末梢から心臓に血液を還流させる血管である。内膜と中膜が薄く、外膜だけが厚く弾力に乏しい。半月状の弁をもち、血液の逆流を防ぐ。

☑ 関連する疾患

動脈硬化症

弾力性が失われ、動脈が硬化した状態。内膜や中膜が発育した動脈（心臓の冠状動脈、大動脈、脳、頸部、内臓、手足など）に発生しやすい。内膜に脂肪分が沈着し、内膜が損傷されると血栓ができて、狭心症、心筋梗塞、脳梗塞、大動脈瘤、腎梗塞、手足の壊死などを引き起こす。

動脈瘤

動脈瘤は動脈壁が瘤状に拡張したもので、真性動脈瘤（壁が内・中・外膜の3層）、仮性動脈瘤（壁が結合組織）がある。

クモ膜下出血は脳動脈瘤破裂、脳動静脈奇形などで起こる。

血管の構造

動脈

POINT

中膜は平滑筋と弾性線維からなり、特に弾力と伸縮性に富む。

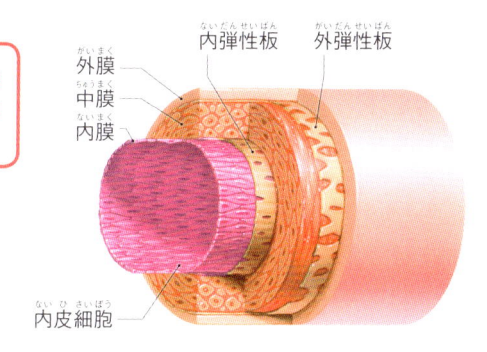

内弾性板　外弾性板
外膜
中膜
内膜
内皮細胞

毛細血管

POINT

内皮細胞とその基底膜でできている。平滑筋はなく、この2層で酸素、二酸化炭素、栄養、老廃物などの交換が行われる。

内皮細胞

静脈

POINT

動脈同様、静脈も内中外膜の3層構造であるが、壁は薄く血液が青く透けてみえる。

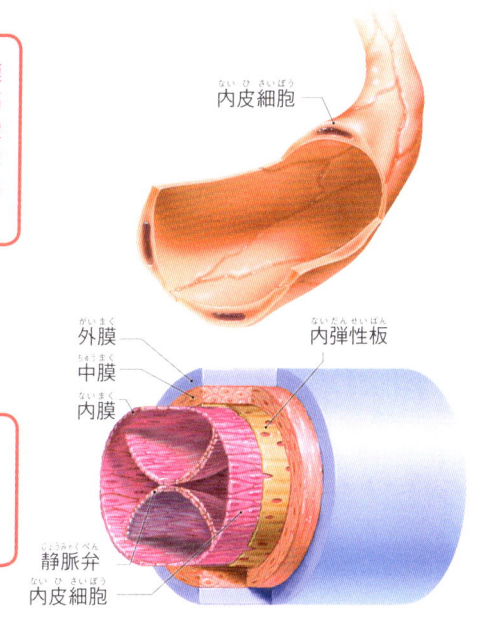

外膜
中膜
内膜
内弾性板
静脈弁
内皮細胞

冠状動脈

これは必ず覚えよう！

● 心臓壁に分布する栄養動脈を冠状動脈（冠動脈）という。心臓が収縮を繰り返すためには、冠状動脈から栄養と酸素を絶えず受けなければならない。

● 心臓の大動脈基部から左右の冠状動脈が分かれ、左はさらに回旋枝と下行枝に分かれる。

● 血管はさらに枝分かれし、それぞれの位置に番号がついており、閉塞部分が明確にわかるようになっている。

☑ 臨床への応用

冠状動脈造影

冠状動脈の撮影は、左心カテーテル法で行われ、上腕動脈または大腿動脈から大動脈に至り行われる。カテーテル挿入部の出血に注意する。

撮影により、どこの部位が梗塞、狭窄を起こしているか診断する。経皮経管冠状動脈形成術（percutaneous transluminal coronary angioplasty：PTCA）は、カテーテル先端のバルーンを膨らませ、動脈内腔を拡張させる。

・右冠状動脈が梗塞→下壁梗塞（合併症：不整脈）

・左冠状動脈系が梗塞→前壁梗塞（合併症：心不全、心原性ショック）

☑ 関連する疾患

虚血性心疾患

血管が動脈硬化や刺激で細くなると狭心症となり、閉塞すると心筋梗塞を引き起こす。心筋梗塞は心筋の壊死が起こり、命とりにもなりうる。

右冠状動脈が閉塞すると12誘導心電図ではⅡ、Ⅲ、aＶfに変化（ST上昇等）が起こり、不整脈の合併症を引き起こしやすい。

左冠状動脈閉塞はＶ₁～Ｖ₆などの胸部誘導波形に異常が現れ、心不全、ショック等の合併症を引き起こしやすい。

冠状動脈の構造

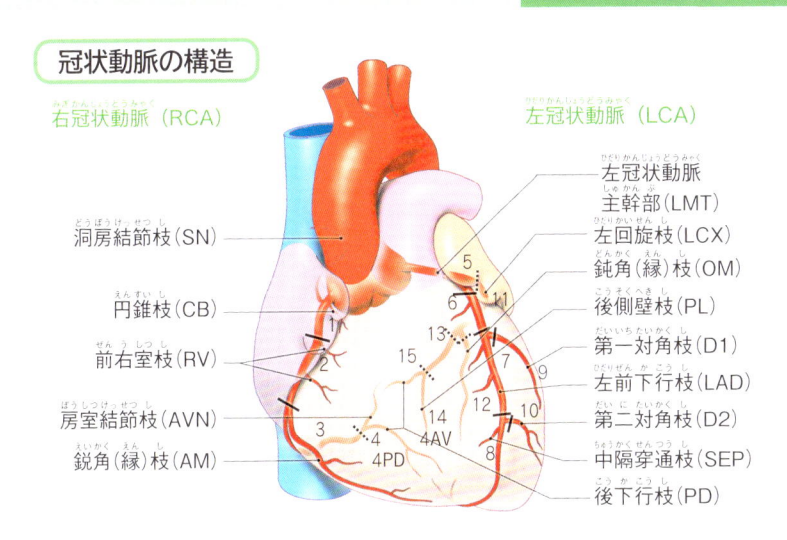

右冠状動脈（RCA） 　　　　　　　　左冠状動脈（LCA）

左冠状動脈
主幹部（LMT）
左回旋枝（LCX）
鈍角（縁）枝（OM）
後側壁枝（PL）
第一対角枝（D1）
左前下行枝（LAD）
第二対角枝（D2）
中隔穿通枝（SEP）
後下行枝（PD）

洞房結節枝（SN）
円錐枝（CB）
前右室枝（RV）
房室結節枝（AVN）
鋭角（縁）枝（AM）

冠状動脈の分岐

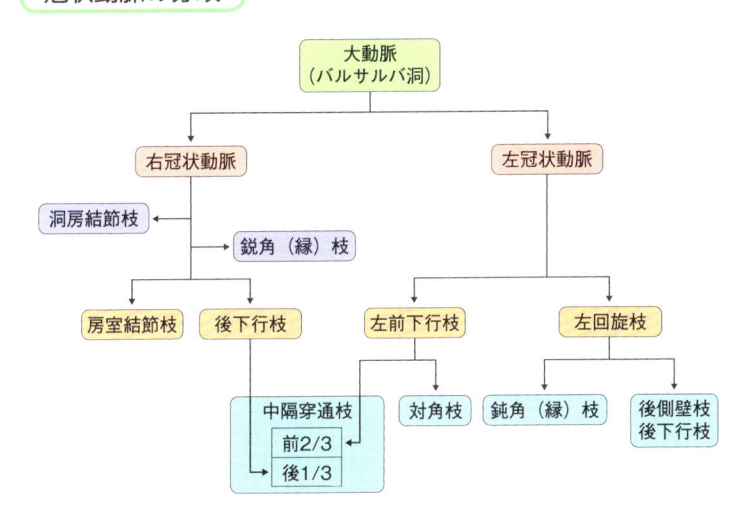

心拍出量

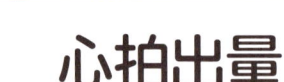

これは必ず覚えよう！

- 心拍出量とは1分間に心臓から排出される血液量である。
  心拍出量＝1回心拍出量×心拍数
- 1回の心拍によって左心室から駆出される血液量を1回心拍出量という（約60mL）。心拍が70回/分とすると1分間には約4.2Lとなる。
- 成人男性の正常値は4.5～5.5L/分とされる。
- 心拍出量は体表面積に影響されることから、面積で補正した値を心係数といい、正常値は2.5～4.5L/分/m²である。
- 心拍出量や肺動脈楔入圧は右心のスワンガンツカテーテルにより測定される。
- 心係数と肺動脈楔入圧によりフォレスター分類での位置を確認し、心不全の重症度と治療方針が明確になる。

フォレスター分類

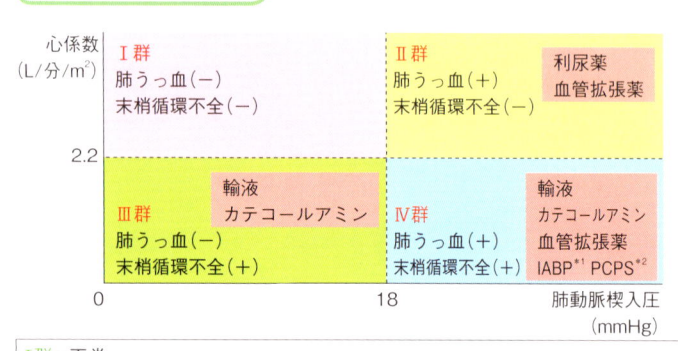

Ⅰ群：正常
Ⅱ群：肺うっ滞があるので利尿薬や血管拡張薬で圧を下げる。
Ⅲ群：末梢循環不全があるため、輸液やカテコールアミンで循環血液量を増やす。
Ⅳ群：肺うっ滞と末梢循環不全両方の治療を行う。

＊1 IABP (intraaortic balloon pumping)：大動脈内バルーンパンピング
＊2 PCPS (percutaneous cardio-pulmonary support)：経皮的心肺補助装置

☑ 臨床への応用

スワンガンツカテーテル

スワンガンツカテーテルの挿入により、その先端から右心系の圧測定や冷水を注入すること（熱希釈法）で心拍出量が測定される。心係数算出により心不全の評価ができる。

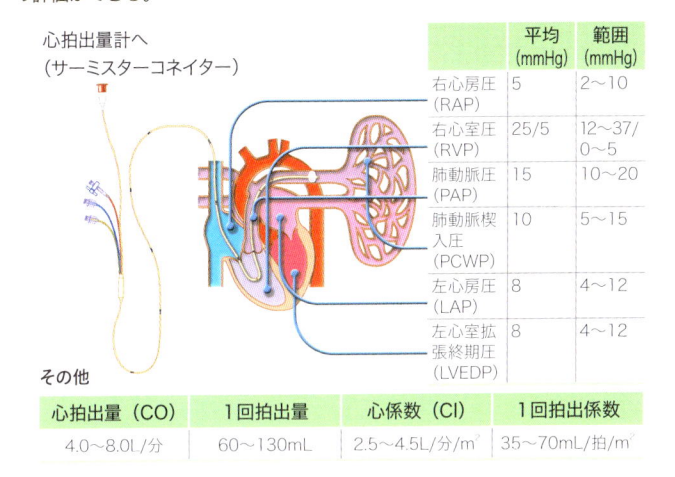

	平均 (mmHg)	範囲 (mmHg)
右心房圧 (RAP)	5	2～10
右心室圧 (RVP)	25/5	12～37/0～5
肺動脈圧 (PAP)	15	10～20
肺動脈楔入圧 (PCWP)	10	5～15
左心房圧 (LAP)	8	4～12
左心室拡張終期圧 (LVEDP)	8	4～12

心拍出量（CO）	1回拍出量	心係数（CI）	1回拍出係数
4.0～8.0L/分	60～130mL	2.5～4.5L/分/m²	35～70mL/拍/m²

中心静脈圧測定

スワンガンツカテーテルでなくても、中心静脈圧（CVP）測定である程度の静脈還流を把握できる。

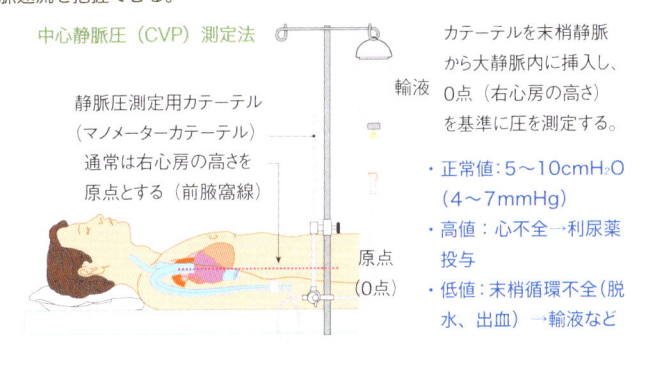

中心静脈圧（CVP）測定法

静脈圧測定用カテーテル（マノメーターカテーテル）通常は右心房の高さを原点とする（前腋窩線）

輸液

原点（0点）

カテーテルを末梢静脈から大静脈内に挿入し、0点（右心房の高さ）を基準に圧を測定する。

・正常値：5～10cmH₂O（4～7mmHg）
・高値：心不全→利尿薬投与
・低値：末梢循環不全（脱水、出血）→輸液など

血 圧

これは必ず覚えよう！

- 血圧とは心臓から拍出される血液の血管壁に及ぼされる側圧力をいう。通常は動脈に血液が入ってきたときの圧力として測定される。
- 心臓の収縮した場合と弛緩した場合で血圧は異なり、収縮期血圧（最高血圧）と拡張期血圧（最低血圧）で表示される。
- 血圧の正常値は、収縮期血圧130mmHg未満かつ拡張期血圧85mmHg未満である。

成人における血圧値の分類

分類		収縮期血圧		拡張期血圧
正常域血圧	至適血圧	<120	かつ	<80
	正常血圧	120−129	かつ／または	80−84
	正常高値血圧	130−139	かつ／または	85−89
高血圧	I度高血圧	140−159	かつ／または	90−99
	II度高血圧	160−179	かつ／または	100−109
	III度高血圧	≧180	かつ／または	≧110
	（孤立性）収縮期高血圧	≧140	かつ	<90

日本高血圧学会高血圧治療ガイドライン作成委員会編：高血圧治療ガイドライン2014. 日本高血圧学会, 東京, 2014：19. より転載

☑ 臨床への応用

血圧上下の要因

血圧＝心拍出量×血管の抵抗 で表される。

出血や脱水の場合、血圧は下がる。動脈硬化が進めば血管の抵抗力が高まり、血圧は上昇する。塩分をとると血流量が上昇し、血圧が高まる。したがって、動脈硬化を抑制する生活習慣（低脂肪、低カロリー、運動を行うなど）、塩分摂取を控えるのは高血圧予防に効果的である。

血圧測定(聴診法)における血管音(コロトコフ音)の変化

〈聴診の手順〉

1. マンシェットを正しく巻く（中心が上腕動脈の上になるように）
2. 加圧（予想収縮期圧＋30mmHg）し、圧をゆるめる（減圧速度2mmHg/秒）
3. 聴診する

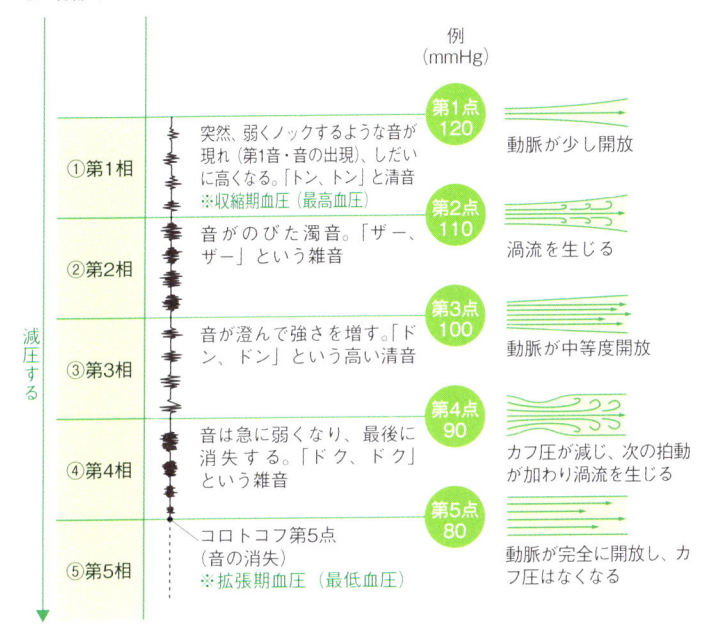

箭野育子，大久保祐子：ナーシングレクチャー バイタルサインの把握と看護．中央法規出版，東京，2000：65．より一部改変して転載

POINT

触診法では橈骨動脈を触診しながら加圧し、脈が触れはじめたところが収縮期血圧（最高血圧）のめやすとする。拡張期血圧（最低血圧）は測定できない。

心臓の神経支配

- 交感神経が刺激されると心拍数が増加し、血管が収縮、血圧が上昇する。
- 副交感神経は交感神経と拮抗的にはたらき、心拍数低下、血管は拡張し、血圧低下となる。
- 延髄中の心臓中枢から心臓に入るのは副交感神経の制止神経（迷走神経）、心臓中枢から脊髄に下がり心臓に入るのは交感神経の促進神経である。
- 心臓から出る大動脈弓には制圧神経が心臓中枢に向かって走行し、右心房や大静脈には増圧神経が心臓中枢に向かって走行する。
- 大動脈の圧力が高まると心臓中枢に伝えられ、制止神経を介して心臓の拍動や血圧を低下させる（制圧神経反射または大動脈弓圧受容体反射）。
- 頸動脈の反射も上記と同様で、頸動脈洞反射という。
- 大動脈弓圧受容体反射と頸動脈洞反射を合わせて、動脈圧受容体反射という。
- 右心房や大静脈の静脈圧が上がると増圧神経が心臓中枢に伝え、心拍数を増加させて、うっ血を減少させる（ベインブリッジ反射）。
- 反射は、大脳皮質は関与せず、不随意（意識とは無関係）で行われる。

☑ 臨床への応用

心拍数の調節

心拍数が上昇した場合、眼球を圧迫すると三叉神経が刺激され、心拍数が減少する（アシュネル試験）。心拍数が減少した場合、アトロピンを注射する。これは迷走神経性の制止神経が麻痺され、促進神経だけがはたらき、心拍数を上げるためである。

吸気では促進神経が、呼気では制止神経がはたらき、心拍が増加したり減少したりする。呼気を長く行うとリラックス効果につながる。

心臓の神経支配のしくみ

〈心臓中枢〉

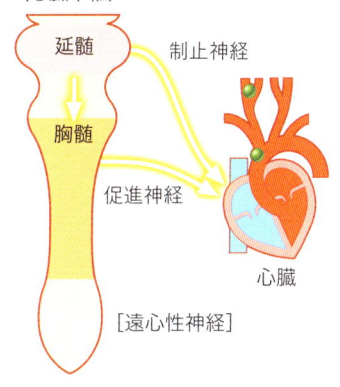

[遠心性神経]

	副交感神経	交感神経
神経名 （別名）	制止神経 （抑制神経）	促進神経
心拍数	↓	↑
血管	拡張	収縮
血圧	↓	↑

POINT

遠心性神経は中枢か
ら末梢へ伝える。
求心性神経は末梢か
ら中枢へ伝える。

〈心臓中枢〉

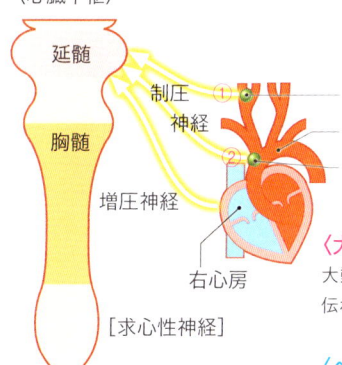

[求心性神経]

頸動脈洞　① 舌咽神経
大動脈
大動脈弓圧受容体　② 迷走神経

〈大動脈弓圧受容体反射、頸動脈洞反射〉

大動脈や頸動脈の血圧が上昇すると刺激が延髄に
伝わり、制止神経が心拍数と血圧を下げる。

〈ベインブリッジ反射（心房反射）〉

右心房・大静脈圧が上昇し、うっ血が生じると、
刺激が増圧神経によって延髄に伝わり、心拍数
を上げ、うっ血を減少させる。

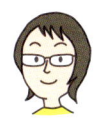

交感神経と副交感神経のはたらきは、車のアクセルと
ブレーキのように互いに拮抗し、バランスをとります。

リンパ管とリンパ節

- リンパ管は全身に網目のように張りめぐらされていて、多くの弁をもつ。毛細リンパ管はリンパ節を経由しながら合流して太いリンパ管（リンパ本幹、胸管）となり、静脈に注ぐ。
- 右リンパ本幹は右上半身（右頸リンパ本幹、右鎖骨下リンパ本幹、気管支縦隔リンパ本幹）からリンパを集める。
- 胸管は左上半身および左右下半身（左頸リンパ本幹、左鎖骨下リンパ本幹、腸リンパ本幹、腰リンパ本幹など）からリンパを集める。
- リンパ管は数本に分かれてリンパ節に入り（輸入リンパ管）、リンパ洞を通り、輸出リンパ管として出ている。リンパ洞内には大食細胞（マクロファージ）が存在し、異物や細菌を処理する。
- リンパ節は頸部(けい)、腋窩(えきか)、鼠径部(そけい)など、身体各部にある。
- 胸腺(きょうせん)はリンパ性器官のはたらきを支配する。胸腺からリンパ球であるT細胞が血管を通じて全身のリンパ性器官に運ばれる。T細胞は細胞性免疫を行う。

☑ 臨床への応用

リンパ節転移

がんの患者はしばしばリンパ節に転移がみられる。乳がんでは腋窩リンパ節、胃がんや膵臓がんでは左頸部にある左静脈角リンパ節（ウィルヒョウリンパ節）に転移しやすく、触診等で確認する。

☑ 関連する疾患

悪性リンパ腫

悪性リンパ腫はホジキンリンパ腫と非ホジキンリンパ腫に分かれる。前者は原因不明で、後者はBリンパ球またはTリンパ球の腫瘍である。

リンパ浮腫

リンパ浮腫はがんなどでリンパ管が狭窄、閉塞し、うっ滞した状態である。リンパマッサージが施行される。

全身のリンパ管

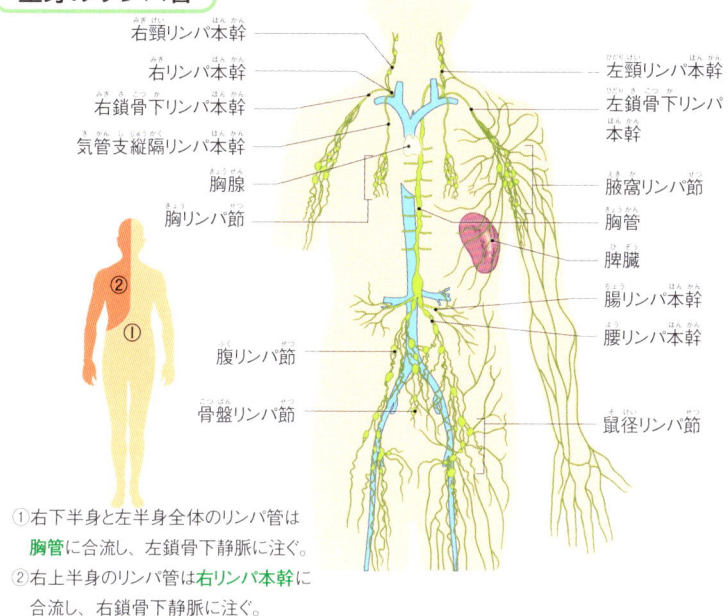

右頸リンパ本幹
右リンパ本幹
右鎖骨下リンパ本幹
気管支縦隔リンパ本幹
胸腺
胸リンパ節

左頸リンパ本幹
左鎖骨下リンパ本幹
腋窩リンパ節
胸管
脾臓
腸リンパ本幹
腰リンパ本幹

腹リンパ節
骨盤リンパ節
鼠径リンパ節

②
①

①右下半身と左半身全体のリンパ管は
　胸管に合流し、左鎖骨下静脈に注ぐ。
②右上半身のリンパ管は**右リンパ本幹**に
　合流し、右鎖骨下静脈に注ぐ。

リンパ節の構造

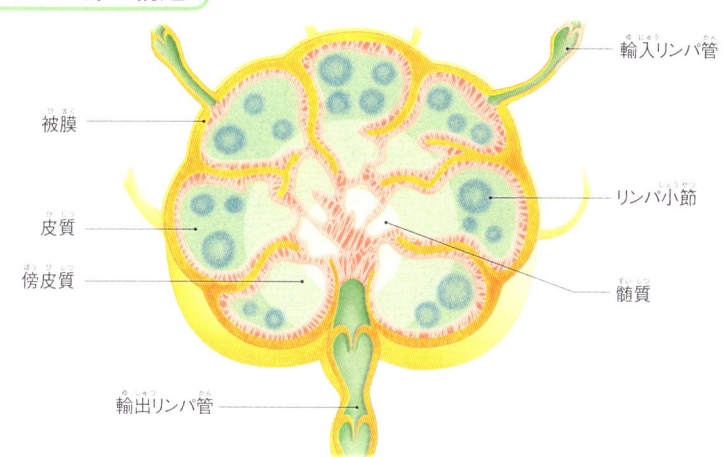

被膜
皮質
傍皮質

輸入リンパ管
リンパ小節
髄質

輸出リンパ管

消化吸収の流れ

これは必ず覚えよう！

- 消化とは、食物の栄養素を体内の消化管の上皮細胞を通じて血液内に吸収できるように分解するはたらきである。
- 消化器系は、消化吸収や不要物の排泄、消化液の分泌を行う臓器をいう。口腔から肛門まで通じた消化管（食道、胃、小腸、大腸）と、肝臓、胆嚢、膵臓からなる。
- 食物は、口腔で咀嚼されて嚥下され、胃の中で部分的に消化される。小腸で最終的に消化されて血管およびリンパ管に吸収され、不要物は大腸を通じて肛門から便として排泄される。

☑ **臨床への応用**

消化器の診察

消化器系の臓器を外部から診察する方法として、指先触診法がある。診察する者は患者の右側に位置し、手掌全体で緊張度や腫れ、臓器表面の性状を把握する。次に指先で圧痛部分を確認する。

直腸内診（指診）法は肛門から直腸下部に指を挿入して病変を診察する。前立腺肥大、前立腺がん、ダグラス窩腫瘍・腫瘤、痔などの診断に用いられる。

肝臓を触診する際は、患者に腹式呼吸をさせ、右の肋骨弓の下縁に指を入れ、肝臓の右葉の前縁を触診する。

聴診器を用いて腸音（グル音）を聞き、イレウス（腸閉塞）や便秘、下痢などの予測を行うこともできる。

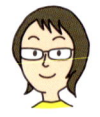

高カロリー輸液では直接、血中に栄養剤が入りますが、消化器を使わないために腸粘膜の絨毛が萎縮したりする欠点があります。できるだけ消化器からの栄養を促します。

消化器系と消化吸収

POINT
胃内視鏡は口腔および鼻腔から挿入される。

← 消化吸収の流れ

POINT
大腸内視鏡は肛門から挿入される。
注腸検査は肛門、直腸よりバリウムを注入する。

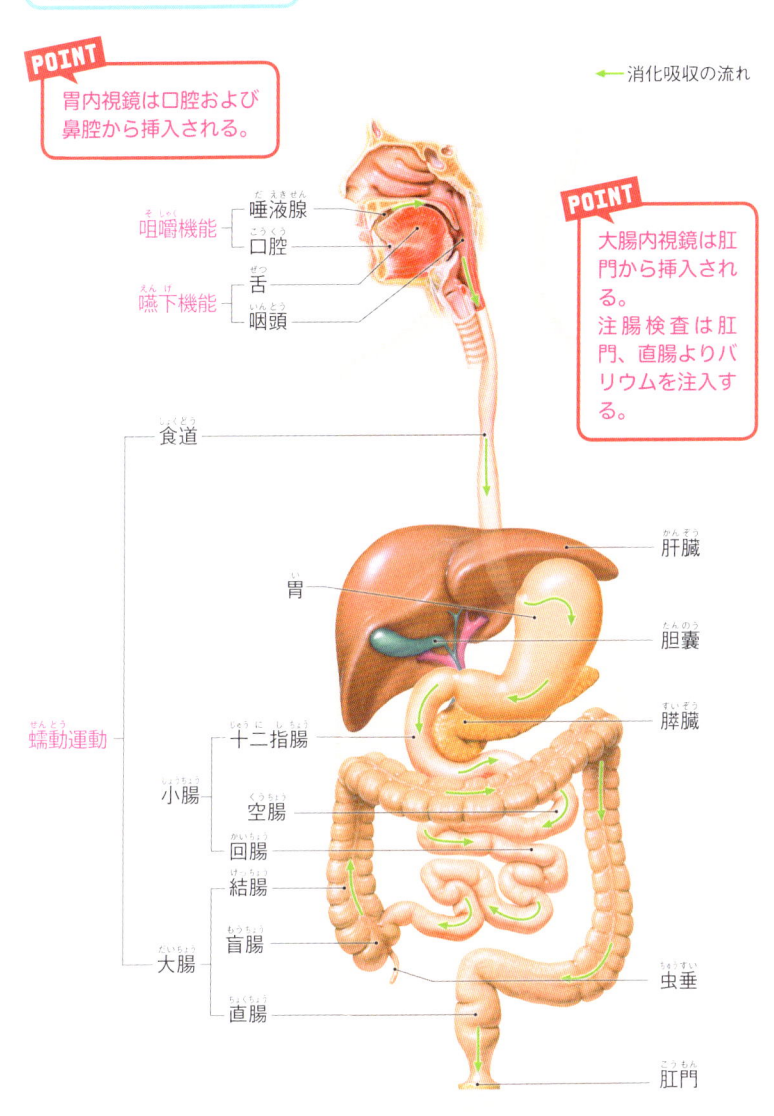

咀嚼機能 — 唾液腺（だえきせん）
口腔（こうくう）

嚥下機能 — 舌（ぜつ）
咽頭（いんとう）

食道（しょくどう）

肝臓（かんぞう）
胃（い）
胆囊（たんのう）
膵臓（すいぞう）

蠕動運動（ぜんどう） — 十二指腸（じゅうにしちょう）
小腸（しょうちょう）
空腸（くうちょう）
回腸（かいちょう）
結腸（けっちょう）
盲腸（もうちょう）
大腸（だいちょう） — 直腸（ちょくちょう）
虫垂（ちょうすい）
肛門（こうもん）

口　腔

これは必ず覚えよう！

- 口腔は前方を口唇、両側を頬、上方を硬口蓋と軟口蓋、下方を舌に囲まれている。上下の歯列の外側、口唇との間は口腔前庭と呼ばれ、歯列の奥は固有口腔と呼ばれている。
- 食物は口腔の中で噛み砕かれ、唾液と混ぜ合わされて食道に入る。
- 口蓋は口腔の天蓋を形成する部分で、前2/3は硬口蓋、後ろ1/3は軟口蓋（骨がなく筋肉）となっている。
- 歯は食物を噛むための硬い器官である。
- 歯冠は外側からエナメル質、象牙質があり、歯根には外層にセメント質がある。エナメル質、象牙質、セメント質の順に硬い。
- 歯の芯は歯髄腔であり、歯髄が入っている。歯髄腔は歯根の部分で細い歯根管となっている。
- 舌は食物の咀嚼、嚥下、言語を担う器官である。口腔底から突き出た横紋筋で、重層扁平上皮（→p.15）に覆われている。
- 舌の前2/3の味覚は顔面神経（鼓索神経）、舌の後方1/3は舌咽神経（→p.106）が支配している。

☑ 臨床への応用

口腔の咀嚼機能

食物は歯で噛みちぎられ、歯と舌の咀嚼で細かくされ、唾液腺から分泌される唾液によって消化しやすくなる。そのため、高齢で歯が欠損したり、唾液分泌が低下した人は、消化が悪くなる。

☑ 関連する疾患

誤嚥性肺炎

食物や唾液が誤って気管内に入ることにより起こる。誤嚥性肺炎を予防するために、口腔内乾燥を防ぐ、歯ブラシやスポンジブラシによる清浄、経口摂取を行うなど、口腔内環境を整える。

口腔の構造

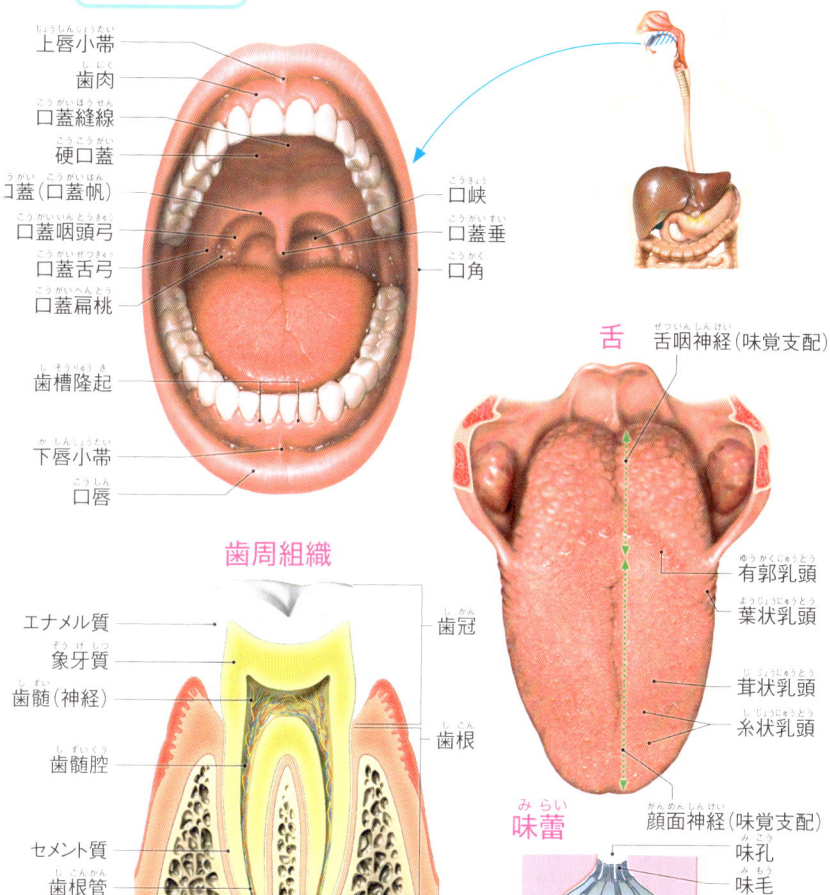

上唇小帯（じょうしんしょうたい）
歯肉（しにく）
口蓋縫線（こうがいほうせん）
硬口蓋（こうこうがい）
口蓋（口蓋帆）（こうがい・こうがいはん）
口蓋咽頭弓（こうがいいんとうきゅう）
口蓋舌弓（こうがいぜっきゅう）
口蓋扁桃（こうがいへんとう）
歯槽隆起（しそうりゅうき）
下唇小帯（かしんしょうたい）
口唇（こうしん）

口峡（こうきょう）
口蓋垂（こうがいすい）
口角（こうかく）

舌

舌咽神経（ぜついんしんけい）（味覚支配）

有郭乳頭（ゆうかくにゅうとう）
葉状乳頭（ようじょうにゅうとう）
茸状乳頭（じじょうにゅうとう）
糸状乳頭（しじょうにゅうとう）

顔面神経（がんめんしんけい）（味覚支配）

歯周組織

エナメル質
象牙質（ぞうげしつ）
歯髄（神経）（しずい）
歯髄腔（しずいくう）
セメント質
歯根管（しこんかん）

歯冠（しかん）
歯根（しこん）

味蕾（みらい）

味孔（みこう）
味毛（みもう）
味細胞（みさいぼう）
味覚神経（みかくしんけい）

POINT

味を感じる味蕾は、主に舌の有郭乳頭と葉状乳頭、茸状乳頭にある。しかし、味蕾は舌以外の口蓋や咽頭粘膜などにも存在する。

81

咽頭、食道

これは必ず覚えよう！

- 口のなかでは扁桃（へんとう）が細菌の侵入を防ぎ、唾液腺（だえきせん）（耳下腺（じかせん）、顎下腺（がくかせん）、舌下腺（ぜっかせん）など）が配置され、唾液分泌（でんぷん消化酵素：アミラーゼとしてのプチアリン）を行う。
- 咽頭の入り口では、咽頭扁桃（いんとうへんとう）（1つ）、口蓋扁桃（こうがいへんとう）（2つ）、舌扁桃（ぜつへんとう）（1つ）、耳管扁桃（じかんへんとう）（2つ）により輪状に扁桃が取り囲んでいる（ワルダイエル咽頭輪（いんとうりん））。
- 咽頭は食物が咽頭粘膜に触れると嚥下（えんげ）運動が反射的に起こり、食物を食道に送る。
- 食道は約25cmで、食道入口部、気管分岐部、横隔膜貫通部の3か所で生理的狭窄がある（→p.83）。
- 食道は粘膜、筋層、外膜からなり、筋層は内輪層（ないりんそう）と外縦層（がいじゅうそう）からなる。食道上部は横紋筋（随意筋）であるが、中部から平滑筋（不随意筋）に移行する。食物が食道の下部に入ると不随意的な蠕動運動（ぜんどううんどう）が起こって胃に送られる。

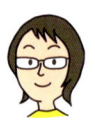

食道粘膜には温覚がなく、熱いものが入ってきても感じません。時には狭窄を起こすこともあります。

☑ 関連する疾患

食道静脈瘤

食道下部では静脈が発達し、門脈（→p.94）と交通しているため、肝硬変になると食道静脈瘤ができやすい。

食道がん

食道がんの好発部は食道中部・下部である。特に食道から胃の噴門部は重層扁平上皮から単層円柱上皮へ移行するため、食道がんの発症率が高い。また、生理的狭窄部も発症しやすい。

食道の位置と構造

POINT

食道は気管の後ろにある。胃チューブ挿入時にはこのことを念頭におく。

POINT

生理的狭窄部は異物が詰まりやすい。

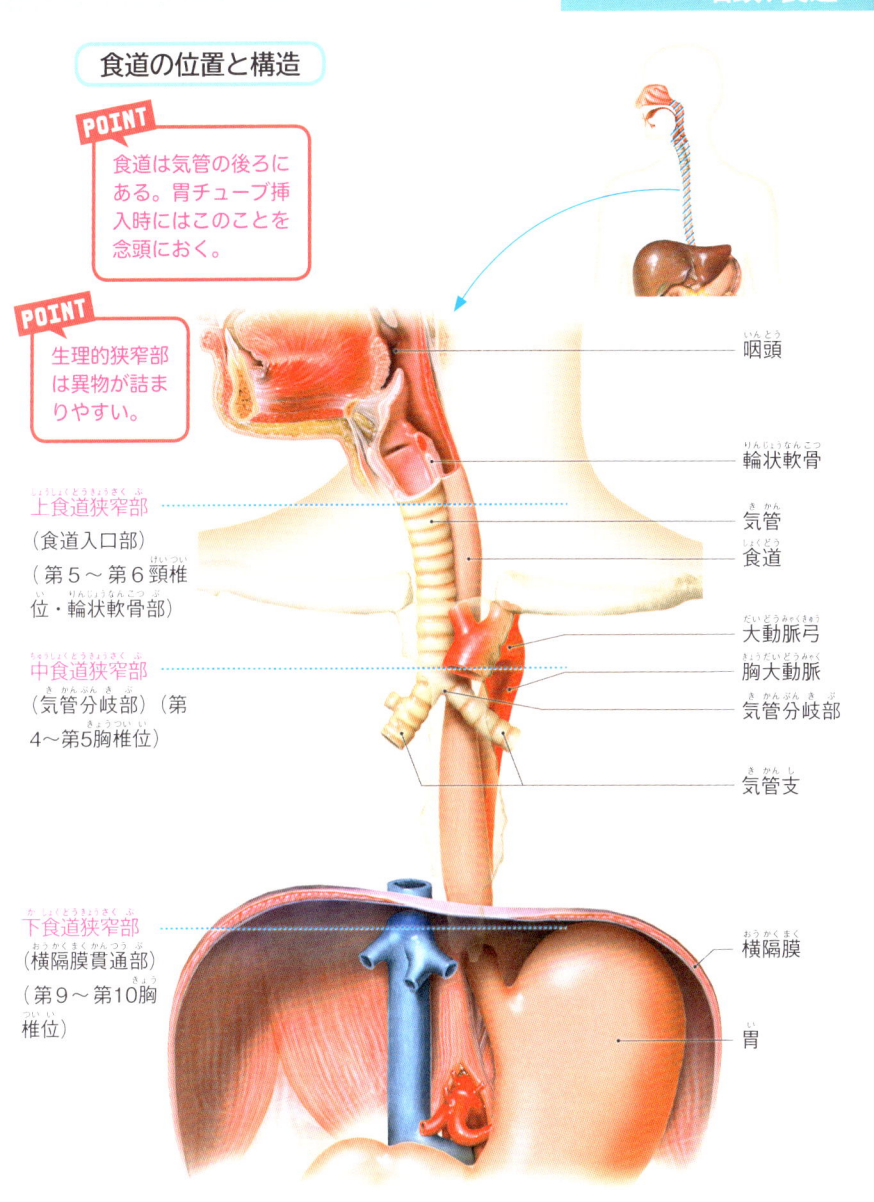

上食道狭窄部（しょくしょくどうきょうさくぶ）
（食道入口部）
（第5～第6頸椎位・輪状軟骨部）

中食道狭窄部（ちゅうしょくどうきょうさくぶ）
（気管分岐部）（第4～第5胸椎位）

下食道狭窄部（かしょくどうきょうさくぶ）
（横隔膜貫通部）
（第9～第10胸椎位）

咽頭（いんとう）

輪状軟骨（りんじょうなんこつ）

気管（きかん）

食道（しょくどう）

大動脈弓（だいどうみゃくきゅう）

胸大動脈（きょうだいどうみゃく）

気管分岐部（きかんぶんきぶ）

気管支（きかんし）

横隔膜（おうかくまく）

胃（い）

83

嚥　下

これは必ず覚えよう！

- 摂食は、口から食物を取り込むことである。
- 嚥下は、食物を飲み込むために口腔、咽頭・食道の諸筋による運動と反射によって行われる。
- 嚥下運動は延髄の嚥下中枢で支配し、迷走神経でコントロールされている。
- 摂食・嚥下の先行期（認知期）は食物を認知する段階である。視覚、嗅覚、聴覚などで目の前の食事を認識する。
- 準備期（咀嚼期）は口唇や歯、舌により一口で飲み込める大きさの食塊を形成する段階である。
- 口腔期（嚥下第１期）は食塊を舌運動により咽頭へ送り込む段階である。
- 咽頭期（嚥下第２期）は食物を咽頭から食道へ運ぶ時期であり、嚥下反射（一瞬で気道に入らないよう声帯が閉塞し、喉頭蓋が喉頭口にフタをする）により行われる（不随意運動）。
- 食道期（嚥下第３期）は食道から胃に食塊が運ばれる段階である。
- 嚥下運動は、上記の第１〜３期に分けられる。

☑ 臨床への応用

嚥下障害

認知症があると先行期に障害が生じる。また、歯が欠損したり顔面麻痺のある患者は準備期に弊害が起こる。

脳血管疾患をもつ高齢者は嚥下反射もうまくいかず、すべての段階で障害をもつことも多い。口唇や頬、頸、肩の運動やアイスマッサージ、リラクセーションなどのリハビリや嚥下しやすい食事（とろみをつける、やわらかくする、一口サイズに切る等）の工夫をする。

スプーンやはしの工夫、口腔ケア、呼吸訓練、姿勢の保持、注意力集中などの幅広いケアが必要となる。

摂食嚥下のメカニズム

期	ポイント
1. 摂食嚥下の 先行期 （認知期） 目で確認 食物	● 視覚、嗅覚、聴覚で食物を認識し、食べようと意識する。 ● 食事を促すには献立、盛りつけを工夫し、見た目にもおいしく、香りもよくする。
2. 準備期 （咀嚼期） 口唇 歯　舌	● 口唇、舌、歯で食物を砕き、唾液を混ぜ合わせ、飲み込みやすい食塊をつくる。 ● パサパサ、バラバラした食材（ひき肉など）は食塊をつくりにくい。とろみをつける。
3. 口腔期 （嚥下第1期） 軟口蓋 咽頭後壁 喉頭蓋 輪状軟骨 咽頭筋	● 食塊を咽頭へ送るために、口唇を閉じ、舌を後上に上げる。 ● 口唇や舌、頬がよく動くように訓練する。
4. 咽頭期 （嚥下第2期） 気管　食道	● 食塊が咽頭に達すると、神経を介して喉頭蓋が閉じ、気道内への流入を阻止して食道へ送る（嚥下反射、不随意運動）。 ● 咳、むせ込みはないか、きちんと飲み込んでいるか、口の中を確認する。
5. 食道期 （嚥下第3期）	● 食道に運ばれた食塊は、食道の蠕動運動により胃に向かう。 ● 食事中は体位を挙上または座位にすることで嚥下運動を助ける。

胃

これは必ず覚えよう！

- 胃は、食道から運ばれた食物をためて消化する大きな袋状の臓器である。
- 胃には迷走神経が分布し、弯曲の外側を大弯、内側を小弯という。
- 胃は間膜によって肝臓や脾臓、横行結腸にゆるやかにつながっており、移動性に富む。
- 胃の入り口を噴門、上部を胃底、中央部を胃体、出口を幽門という。胃底腺は主細胞（ペプシノーゲン分泌）、壁細胞（塩酸分泌）、副細胞（粘液分泌）からなる。他に、粘液を分泌する噴門腺と幽門腺がある。粘液は胃の内面を覆い、粘膜全体を保護する。
- 胃液は食物を見たり連想しただけで分泌される（脳相または頭相）。食物が実際に胃内に入ると胃粘膜からガストリンというホルモンが血中に流れ胃底腺を刺激して胃液分泌を促す（胃相）。食物が小腸に入ると胃液分泌が抑制される（腸相）。
- ガストリンは塩酸（胃酸）分泌促進作用をもつ消化管ホルモンで、胃幽門前庭部のG細胞から分泌される。
- 胃液には、塩酸により活性化されたタンパク質分解酵素であるペプシンが含まれる。塩酸はタンパク分解を助け殺菌作用をもつ。
- 胃液は1日1,000〜3,000mL分泌される。

☑ 関連する疾患

胃がん

好発部位は、胃下部、中部、上部の順である。断面部位では小弯である。ヘリコバクター・ピロリ菌が大きな要因であり、除菌を行う。他の要因には、塩分の多い食品、飲酒、喫煙、ストレスなどがある。

胃潰瘍

攻撃因子（胃酸、ペプシン）と防御因子（粘液、血流）のアンバランスにより発症する。胃酸の分泌が多くなり、胃酸過多を起こす。

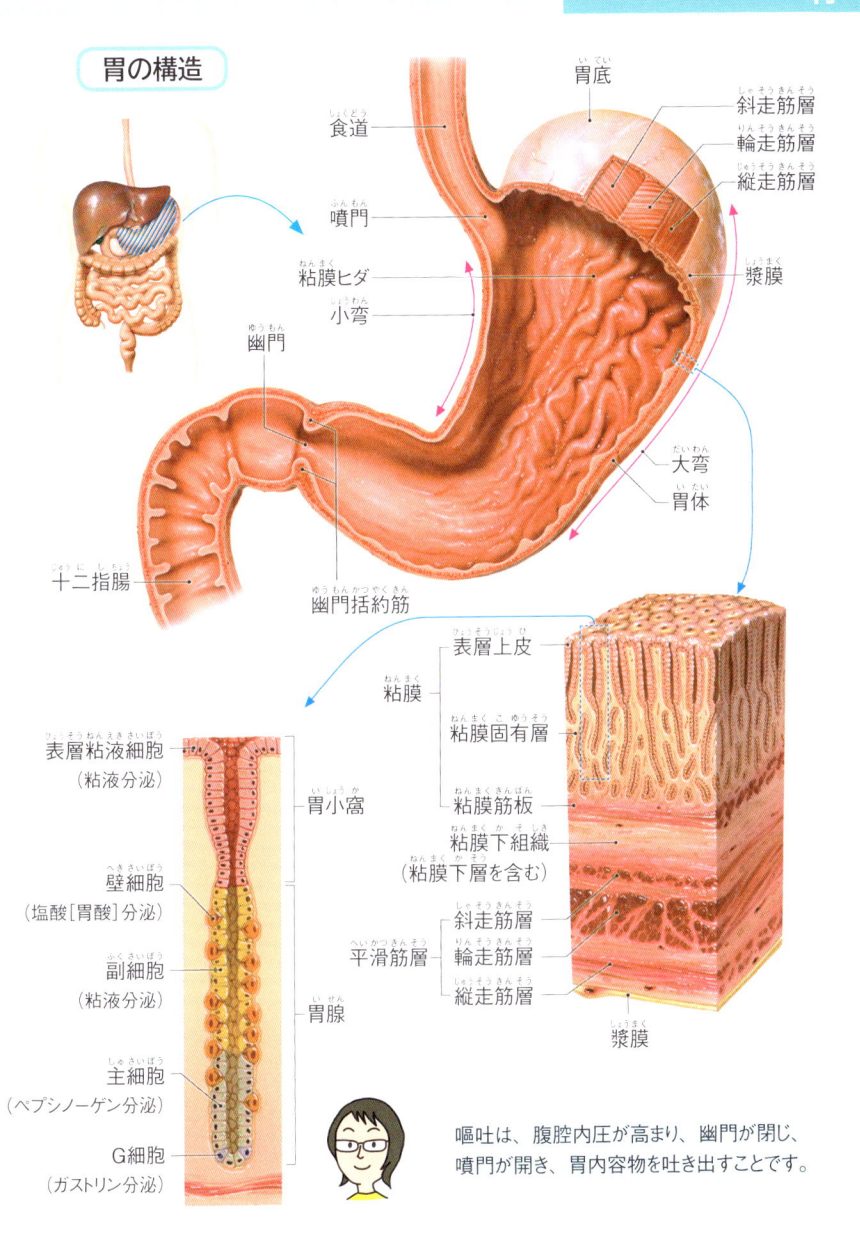

胃の構造

食道（しょくどう）

噴門（ふんもん）

粘膜ヒダ（ねんまく）

小弯（しょうわん）

幽門（ゆうもん）

十二指腸（じゅうにしちょう）

幽門括約筋（ゆうもんかつやくきん）

胃底（いてい）

斜走筋層（しゃそうきんそう）

輪走筋層（りんそうきんそう）

縦走筋層（じゅうそうきんそう）

漿膜（しょうまく）

大弯（だいわん）

胃体（いたい）

表層上皮（ひょうそうじょうひ）

粘膜（ねんまく）

粘膜固有層（ねんまくこゆうそう）

粘膜筋板（ねんまくきんばん）

粘膜下組織（ねんまくかそしき）
（粘膜下層を含む）

斜走筋層（しゃそうきんそう）

平滑筋層（へいかつきんそう）

輪走筋層（りんそうきんそう）

縦走筋層（じゅうそうきんそう）

漿膜（しょうまく）

表層粘液細胞（ひょうそうねんえきさいぼう）
（粘液分泌）

胃小窩（いしょうか）

壁細胞（へきさいぼう）
（塩酸［胃酸］分泌）

副細胞（ふくさいぼう）
（粘液分泌）

胃腺（いせん）

主細胞（しゅさいぼう）
（ペプシノーゲン分泌）

G細胞
（ガストリン分泌）

嘔吐は、腹腔内圧が高まり、幽門が閉じ、噴門が開き、胃内容物を吐き出すことです。

小　腸

これは必ず覚えよう！

- 小腸は腸液を分泌し、膵液、胆汁も受けて、食物の消化吸収を行う。
- 小腸は直径3〜4cm、全長6〜7mであり、十二指腸、空腸、回腸に区分される。
- 大十二指腸乳頭（ファーター乳頭）には、主膵管と総胆管がY字状に合流し開口している。その上方数cmのところに小十二指腸乳頭が存在し、副膵管が開く。
- 食物が小腸に入ると、蠕動運動や分節運動、振子運動、逆運動が行われる。
- 小腸の粘膜面には絨毛という無数の小突起があり、表面積を広くし、吸収の能率を上げている。
- 小腸では、上皮細胞の膜消化酵素による分解と吸収が行われる。
- 腸液は弱アルカリ性で、胃から入ってきた酸性の食物を中和する。1日1,500〜3,000mL分泌される。
- 腸液は十二指腸腺（ブルンネル腺）と腸腺（リーベルキューン腺）から分泌される。
- 小腸では、膵液の酵素（アミラーゼ、トリプシン、リパーゼなど）と、小腸上皮の膜消化酵素［マルターゼ（麦芽糖→ブドウ糖）、インベルターゼ（ショ糖→ブドウ糖、果糖）、ラクターゼ（乳糖→ブドウ糖、ガラクトース）、ジペプチダーゼなど］による消化が協同して行われる。

✓ 臨床への応用

便秘と下痢

迷走神経（副交感神経）は小腸の運動を促進させ、交感神経は運動を抑制させる。ストレスなどで交感神経が活発なときは腸の運動が低下し、便秘となる。

下痢は、細菌やウイルス、炎症、自律神経の異常などによる腸粘膜からの水分吸収の低下、腸運動の亢進が原因で起こる。

小腸の構造

小腸壁の断面

輪状ヒダ

筋層 ┤ 輪状筋（りんじょうきん）
　　　└ 縦走筋（じゅうそうきん）

絨毛

杯細胞（さいぼう）
円柱上皮細胞（えんちゅうじょうひさいぼう）

腸陰窩（ちょういんか）
粘膜筋板（ねんまくきんばん）
粘膜下組織（ねんまくかそしき）

小腸の粘膜の表面には輪状のヒダと絨毛が無数にあり、さらに微絨毛があるため、腸の吸収面積は広くなっている。

小腸の蠕動運動（ぜんどううんどう）

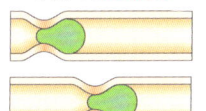
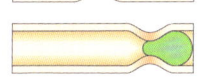

輪状筋がくびれ（収縮輪）をつくり、移動して食物を運ぶ。

小腸の分節運動（ぶんせつうんどう）

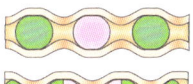
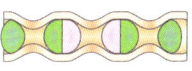
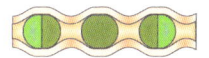

くびれが多数で、同じ場所で弛緩と収縮を繰り返す。

大　腸

- 大腸は、小腸よりも太い、長さ約1.5mの臓器である。
- 大腸は盲腸、結腸、直腸に分かれる。
- 盲腸には虫垂があり、マックバーネー点（臍と右上前腸骨棘を結んだ線で臍から2/3部分）にあたる。
- 結腸は上行結腸、横行結腸、下行結腸、S状結腸に分けられる。大腸は蠕動運動や分節運動、盲腸と上行結腸には逆蠕動もみられ、水の吸収が進む。上行結腸、下行結腸は後腹壁に癒着し、腸間膜をもたないが、横行結腸、S状結腸は腸間膜をもっているので動くことができる。
- 大腸には絨毛がなく、水分吸収が行われ、粘液を出す多くの細胞がある。
- 直腸は約20cmで、直腸横ヒダが3つある。肛門から約6cm右上にコールラウシュヒダがある。肛門粘膜下に直腸静脈叢（痔静脈叢）がある。
- 小腸、大腸の筋層は、2層の平滑筋である。
- 直腸の出口は肛門であり、内肛門括約筋（平滑筋→p.18）、外肛門括約筋（骨格筋→p.18）がとりまく。前者は反射的にはたらく不随意筋で、後者は意志に従う随意筋である。

☑ 臨床への応用

栄養の摂取

栄養は長い消化器経路のなかで、各臓器が消化液を分泌しながら徐々に食物を分解し、血中に吸収される。

中心静脈栄養法は消化器を経路することなく、直接血中に栄養物を入れるために消化機能低下を招き、また、針挿入部より感染も引き起こすので注意する。

☑ 関連する疾患

大腸がん

大腸がんは、ポリープやポリポーシス（大腸内にポリープが多数存在する状態）の悪性化で、腺がんが主である。

大腸の構造

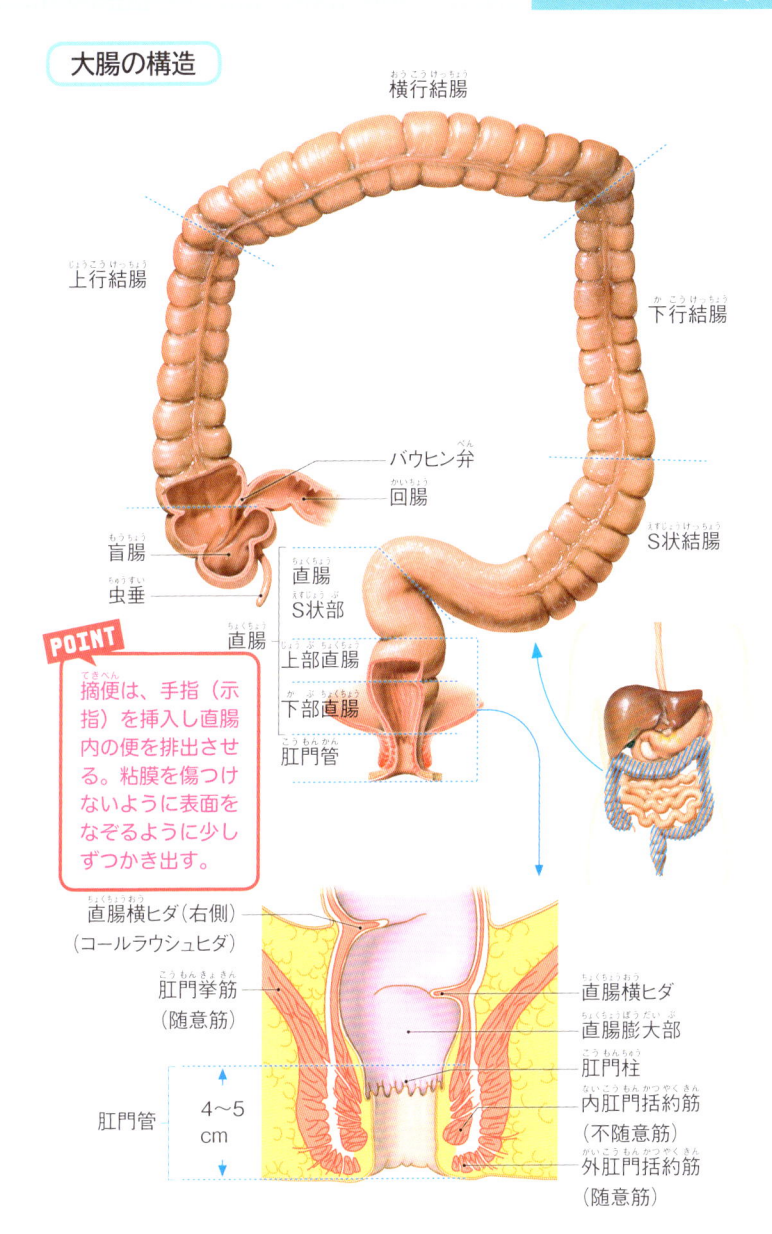

横行結腸（おうこうけっちょう）

上行結腸（じょうこうけっちょう）

下行結腸（かこうけっちょう）

バウヒン弁（べん）

回腸（かいちょう）

盲腸（もうちょう）

虫垂（ちゅうすい）

S状結腸（えすじょうけっちょう）

直腸（ちょくちょう）
S状部（えすじょうぶ）

直腸（ちょくちょう）

上部直腸（じょうぶちょくちょう）

下部直腸（かぶちょくちょう）

肛門管（こうもんかん）

POINT

摘便（てきべん）は、手指（示指）を挿入し直腸内の便を排出させる。粘膜を傷つけないように表面をなぞるように少しずつかき出す。

直腸横ヒダ（右側）（ちょくちょうおう）
（コールラウシュヒダ）

肛門挙筋（こうもんきょきん）
（随意筋）

肛門管（こうもんかん）

4〜5
cm

直腸横ヒダ（ちょくちょうおう）

直腸膨大部（ちょくちょうぼうだいぶ）

肛門柱（こうもんちゅう）

内肛門括約筋（ないこうもんかつやくきん）
（不随意筋）

外肛門括約筋（がいこうもんかつやくきん）
（随意筋）

肝　臓

これは必ず覚えよう！

- 肝臓（かんぞう）は、上腹部にある最大の臓器である。
- 肝臓は暗赤褐色、重さ約1,200ｇで、右葉（うよう）と左葉（さよう）に大別される。右葉は左葉よりも大きく、厚い。下面からみると方形葉（ほうけいよう）と尾状葉（びじょうよう）が左右葉の間に挟まれてみえる。
- 肝臓の下面にはこれら４葉に囲まれた肝門（かんもん）があり、固有肝動脈（こゆうかんどうみゃく）（栄養血管で動脈血）、門脈（もんみゃく）（静脈血）、胆管（たんかん）、リンパ管、神経が出入りしている。肝臓の後上方からは数本の肝静脈（かんじょうみゃく）が出ており、肝門を経ずに下大静脈（かだいじょうみゃく）に注ぐ。
- 肝臓は栄養素の代謝において、中心的な役割をはたしている。

☑ 臨床への応用

肝機能低下による症状

肝臓は予備力が高く、肝機能が低下した初期の段階では自覚症状は少ない。倦怠感、黄疸や出血傾向、腹水、アンモニア臭、やせ、貧血などの症状が出現したときは、かなり肝機能が低下していると考えられるので、肝機能検査の値（AST*、ALT*など）に注意する。

▼ 肝・胆道機能検査

検査項目	基準値
AST（アスパラギン酸アミノトランスフェラーゼ）	8〜40IU/L
ALT（アラニンアミノトランスフェラーゼ）	5〜45IU/L
γ-GTP（γ-グルタミルトランスペプチダーゼ）	男性：10〜50IU/L 女性：9〜32IU/L
ALP（アルカリホスファターゼ）	115〜359IU/L

※検査基準は、測定法や測定試薬によって異なる場合がある。自施設の基準を確認のこと。
＊ASTはGOT（グルタミン酸オキザロ酢酸トランスアミナーゼ）、ALTはGPT（グルタミン酸ピルビン酸トランスアミナーゼ）と呼ばれた。

肝臓の構造

前面

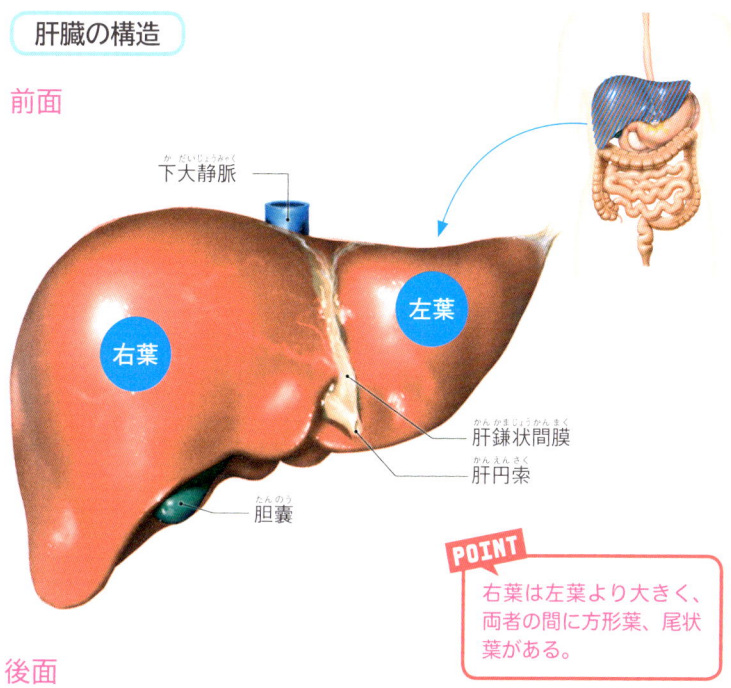

下大静脈（か　だいじょうみゃく）

左葉

右葉

肝鎌状間膜（かんかまじょうかんまく）

肝円索（かんえんさく）

胆嚢（たんのう）

POINT

右葉は左葉より大きく、両者の間に方形葉、尾状葉がある。

後面

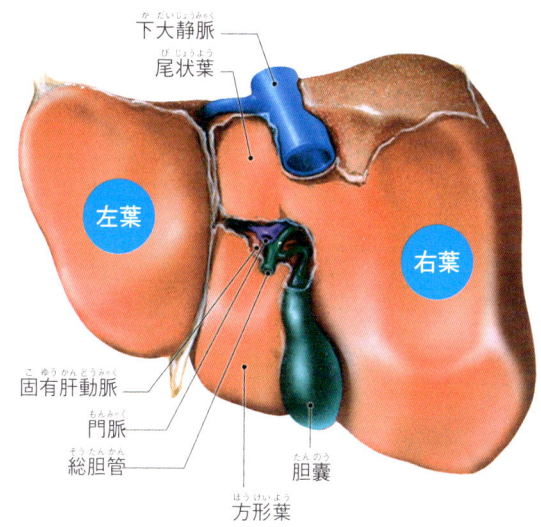

下大静脈（か　だいじょうみゃく）

尾状葉（びじょうよう）

左葉

右葉

固有肝動脈（こゆうかんどうみゃく）

門脈（もんみゃく）

総胆管（そうたんかん）

胆嚢（たんのう）

方形葉（ほうけいよう）

93

肝臓の血管と門脈

これは必ず覚えよう！

- 門脈は、胃、腸、膵臓、脾臓などから栄養のある静脈血を集めて肝臓に運ぶ機能血管である。一方、固有肝動脈は、酸素に富んだ動脈血を運ぶ栄養血管である。
- 門脈からの血流は、肝臓に入ると類洞という特殊な毛細血管を通って肝細胞を灌流した後、肝静脈を経て下大静脈に入る。

肝臓のはたらき

1 物質代謝

①グリコーゲンの生成と処理（門脈から入った血液中のブドウ糖が多い場合、グリコーゲンにして蓄える。不足するとグリコーゲンを分解しブドウ糖にする）
②アルブミンの生成とアミノ酸の処理（アルブミンやフィブリノーゲンをつくり、不要なアミノ酸から生じたアンモニアを尿素にして腎臓から排泄させる）
③脂肪代謝（脂肪酸を分解、コレステロール生成）
④ホルモン不活化

2 胆汁生成

1日500〜800mL分泌。胆汁酸は脂肪を乳化し、脂肪分解酵素を助ける

3 解毒作用

血中の有害物質を無毒化し、胆汁中に排出

4 血液凝固

凝固を助けるフィブリノーゲン、プロトロンビン、凝固を阻止するヘパリンを生成

5 造血・壊血作用

胎生期には造血作用をもち、古い赤血球を破壊しビリルビンを生成

6 血液、ビタミンの貯蔵など

出血時には貯蔵している血液で補血する

門脈のはたらき

胃・腸などからの吸収された栄養物 → 門脈 → 肝臓 → 余ったブドウ糖はグリコーゲンとして貯蔵

膵臓からのホルモン（インスリン、グルカゴン）→ 門脈 → 肝臓 → グリコーゲン代謝を調整

脾臓で破壊された赤血球から生じたヘモグロビン → 門脈 → 肝臓 → ビリルビンにして胆汁中へ排泄

肝臓の血管系

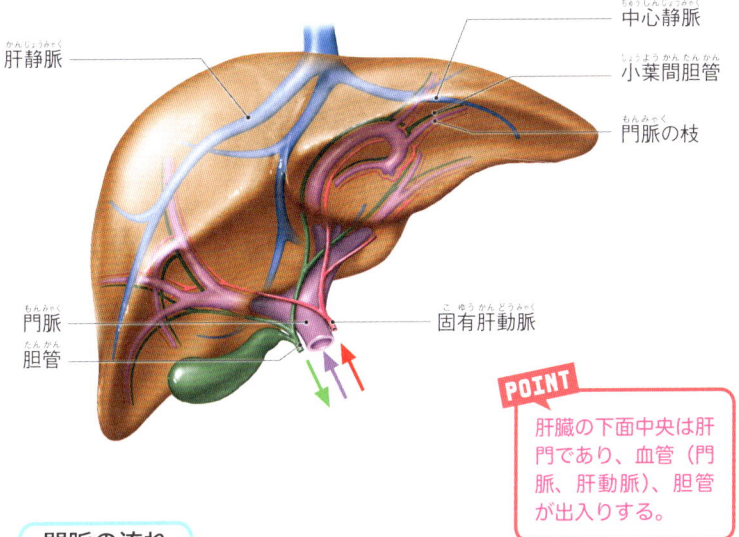

肝静脈

中心静脈

小葉間胆管

門脈の枝

門脈

胆管

固有肝動脈

肝臓の下面中央は肝門であり、血管（門脈、肝動脈）、胆管が出入りする。

門脈の流れ

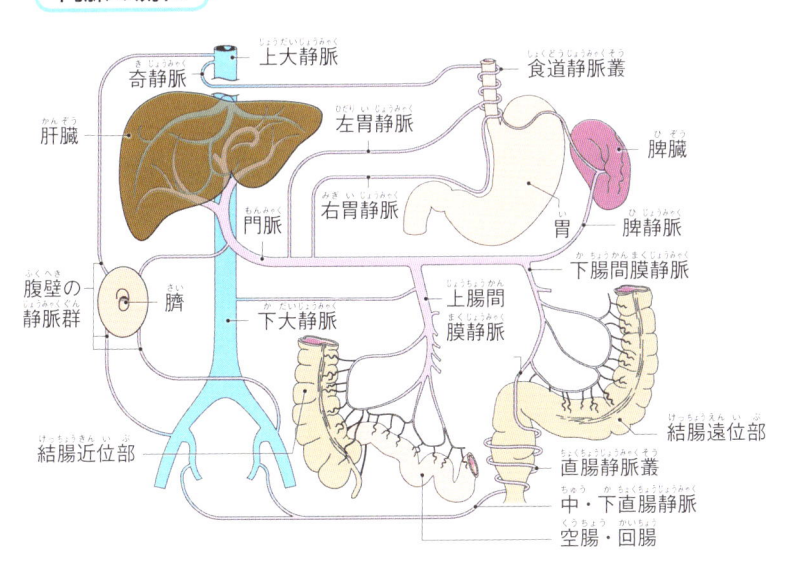

上大静脈

奇静脈

肝臓

門脈

腹壁の静脈群

臍

下大静脈

結腸近位部

食道静脈叢

左胃静脈

脾臓

右胃静脈

胃

脾静脈

下腸間膜静脈

上腸間膜静脈

結腸遠位部

直腸静脈叢

中・下直腸静脈

空腸・回腸

膵　臓

これは必ず覚えよう！

- 膵臓は、十二指腸に付属する淡紅色で長さ約15cmの消化腺である。
- 膵臓は右端の膵頭部で主膵管が総胆管と合流して大十二指腸乳頭（ファーター乳頭）に開口する。副膵管は小十二指腸乳頭に開口する。
- 膵臓はホルモンを分泌する内分泌腺、消化液である膵液を分泌する外分泌腺の両方をもつ。セクレチン、パンクレオザイミンのホルモンが膵液分泌を促す。
- 膵液は弱アルカリ性、無色透明で1日500〜860mL分泌される。アミラーゼ（でんぷんを麦芽糖に）、膵リパーゼ（中性脂肪を脂肪酸とモノアシルグリセロールに）、トリプシン（タンパク質をペプチドに）の分解酵素をもつ。
- 膵臓の膵島（ランゲルハンス島）のβ細胞からはインスリンが分泌され血糖を下げる。α細胞からはグルカゴンが分泌され血糖を上昇させる。膵島は膵頭部よりも膵尾部に多く分布する。
- δ細胞からはソマトスタチンなどが分泌される。
- ソマトスタチンは、インスリンとグルカゴン両方の分泌を抑制する。

✓ 関連する疾患

糖尿病

インスリンが欠乏すると糖尿病に、過剰になると低血糖となる。糖尿病患者では食事療法、運動療法、薬物療法が行われ、薬物療法には経口血糖降下薬療法とインスリン療法がある。インスリンは種類（即効型、中間型、遅延型）によって作用時間が異なるので、患者の病態の特徴をふまえて、指示された時間、量を正確に投与できるようにする。

膵臓がん

膵臓がんは膵頭部での発症が多い。がんが膵頭部のファーター乳頭を圧迫、胆路を閉鎖するため、黄疸が生じる。

膵臓の構造

POINT

膵臓は、外分泌（膵液を
つくる）と内分泌（イン
スリンなどを分泌する）、
両方の機能をもつ。

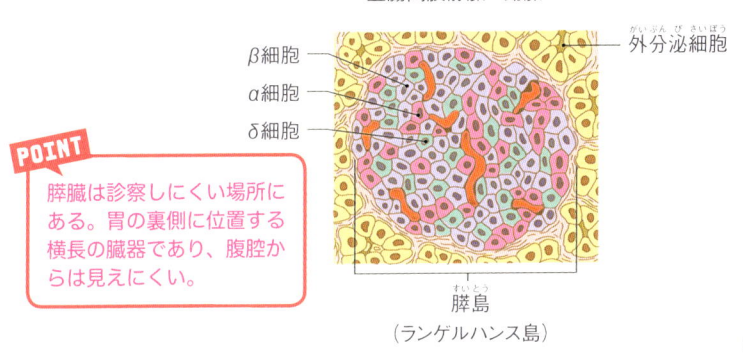

門脈

腹腔動脈

総胆管

膵尾部

膵体部

副膵管

主膵管

大十二指腸
乳頭

膵頭部

十二指腸

上腸間膜静脈・動脈

β細胞

α細胞

δ細胞

外分泌細胞

POINT

膵臓は診察しにくい場所に
ある。胃の裏側に位置する
横長の臓器であり、腹腔か
らは見えにくい。

膵島
（ランゲルハンス島）

胆　嚢

これは必ず覚えよう！

- 胆嚢はナスのような形をした長さ約10cm、幅約4cm、容積30〜50mL の袋状の臓器である。
- 肝臓でつくられた胆汁は、胆管を通して胆嚢に運ばれる。
- 胆汁は1日約1L生成され、胆汁は胆嚢で濃縮、貯えられる。
- 食物が十二指腸に到着すると胆嚢が収縮し、胆管を通して胆汁が十二指腸に放出され、脂肪の消化を助ける。
- 胆汁の成分は水、胆汁酸、ビリルビン（胆汁色素）、コレステロールなどであり、消化酵素は含まれない。
- 胆道は胆汁が流れる道で、胆管と呼ばれる。胆道には左右の肝管、総肝管、胆嚢、総胆管、十二指腸乳頭（ファーター乳頭）が含まれる。
- 総肝管は、肝臓から出た左右の肝管が合流したものである。
- 総胆管は、総肝管と胆嚢から出る胆嚢管が合流したところから十二指腸に開口するまでの管である。

☑ 臨床への応用

便の色

便の黄色は胆汁のビリルビンの色であり、胆管が腫瘍や結石などで胆汁が流れないと、便の色は白くなる。

☑ 関連する疾患

胆石症

胆汁の中のコレステロールやビリルビンが結晶となり大きくなったものが結石である。場所により胆嚢結石、胆管結石、肝内結石がある。

無症状のことが多いが、胆石が胆嚢管や総胆管を閉塞するようになると、右季肋部に疝痛を引き起こし、細菌感染を伴う非常に重篤な炎症を引き起こすことがある（急性胆嚢炎、急性胆管炎）。

胆嚢炎の痛みは、右背部、右腕に放散することがある（放散痛、関連痛）。

胆嚢の構造

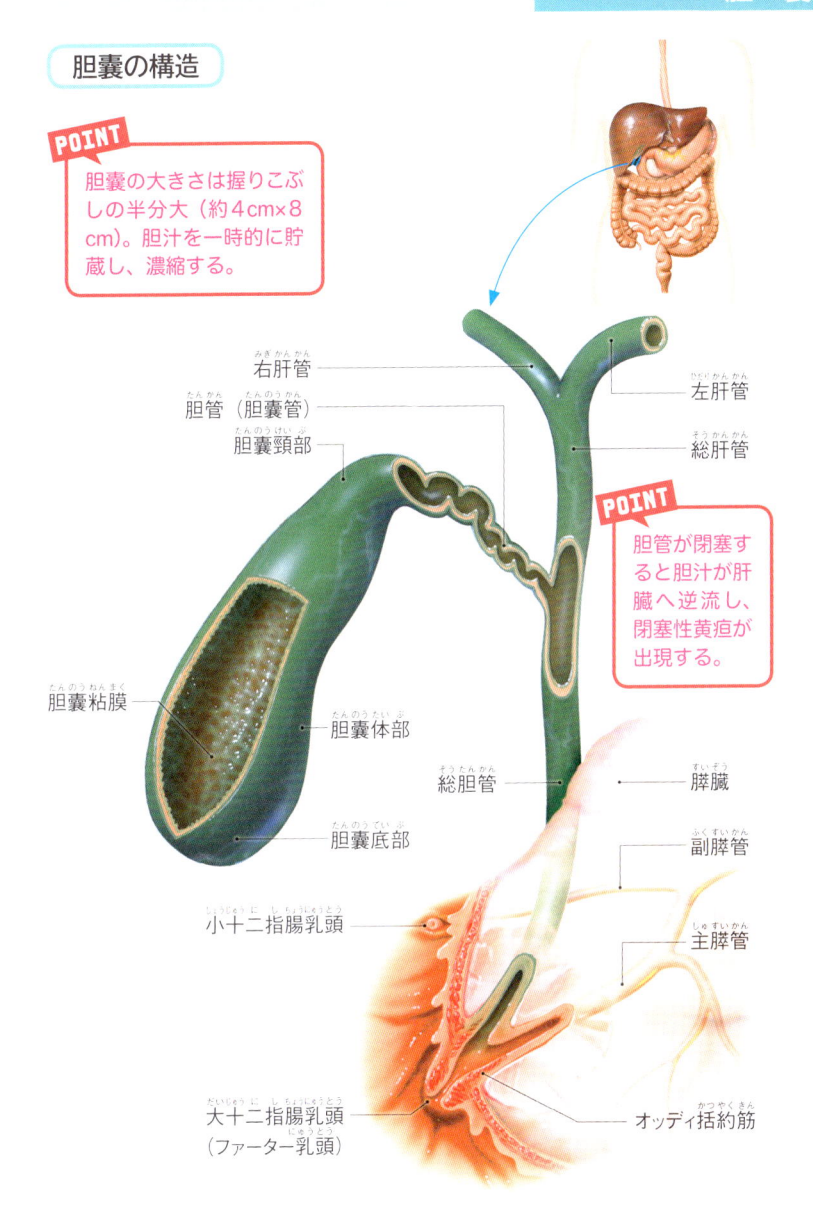

POINT
胆嚢の大きさは握りこぶしの半分大（約4cm×8cm）。胆汁を一時的に貯蔵し、濃縮する。

右肝管（みぎかんかん）

胆管（胆嚢管）（たんかん）

胆嚢頸部（たんのうけいぶ）

左肝管（ひだりかんかん）

総肝管（そうかんかん）

POINT
胆管が閉塞すると胆汁が肝臓へ逆流し、閉塞性黄疸が出現する。

胆嚢粘膜（たんのうねんまく）

胆嚢体部（たんのうたいぶ）

胆嚢底部（たんのうていぶ）

総胆管（そうたんかん）

膵臓（すいぞう）

副膵管（ふくすいかん）

主膵管（しゅすいかん）

小十二指腸乳頭（しょうじゅうにしちょうにゅうとう）

大十二指腸乳頭（だいじゅうにしちょうにゅうとう）
（ファーター乳頭）（にゅうとう）

オッディ括約筋（かつやくきん）

99

脳

これは必ず覚えよう！

- 神経系は中枢神経（脳、脊髄）と末梢神経（脳神経12対、脊髄神経31対および、それらの分岐の神経）に分けられる。
- 大脳皮質は前頭葉、後頭葉、側頭葉、頭頂葉、島葉に分けられる。
- 大脳半球には運動野という上下肢、体幹、頭部の運動を担う部分とブローカ野（運動性言語中枢）がある。聴覚野では側頭葉の上面で聴覚とウェルニッケ野（感覚性言語中枢）が存在する。
- 間脳は視床と視床下部などからなり、前者は視覚と聴覚の経路であり、後者は自律神経の最高中枢、体温の調節、物質・水代謝の調節、性、睡眠中枢である。
- 中脳は姿勢を正しく保つ姿勢反射や瞳孔対光反射の中枢をもち、パーキンソン病に関係する黒質がある。
- 橋は脳神経に関する核（外転神経核、顔面神経核等）をもつ。
- 小脳は身体の平衡の調整を行う。
- 延髄は呼吸、咳・発声、血管運動、心臓、咀嚼・嚥下、嘔吐、唾液分泌、発汗など生命維持に大切な中枢をもつ。

☑ 臨床への応用

言語障害

言語障害には構音障害と失語症がある。前者は舌や顔面など器官の麻痺が原因であり、後者は脳（言語中枢）に障害をもつ。

- ・運動性言語中枢障害：発声器は健全でも言葉を発することができない（運動性失語症）。
- ・感覚性言語中枢障害：言語そのものの理解と口まねができない（感覚性失語症）。
- ・視覚性言語中枢（読書中枢）障害：文字が見えていても理解ができない（視覚性失語症）。

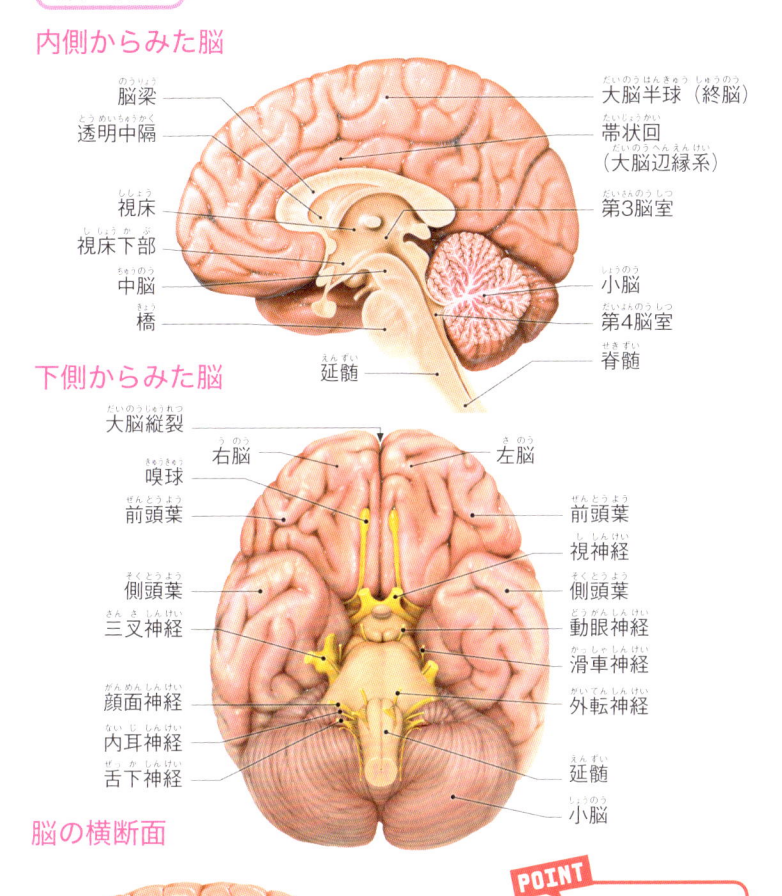

脳の構造

内側からみた脳

脳梁
透明中隔
視床
視床下部
中脳
橋
延髄

大脳半球（終脳）
帯状回
（大脳辺縁系）
第3脳室
小脳
第4脳室
脊髄

下側からみた脳

大脳縦裂
右脳
嗅球
前頭葉
側頭葉
三叉神経
顔面神経
内耳神経
舌下神経

左脳
前頭葉
視神経
側頭葉
動眼神経
滑車神経
外転神経
延髄
小脳

脳の横断面

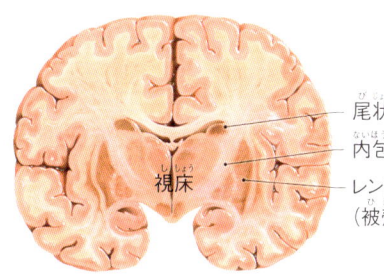

尾状核
内包
レンズ核
（被殻、淡蒼球）
視床

POINT

大脳基底核には尾状核とレンズ核があり、骨格筋の緊張を調整する。ここが障害されるとハンチントン病が起こる。中脳黒質が障害されるとパーキンソン病が起こる。

101

脳の機能

中心後回は、触覚や温覚、痛覚など全身の皮膚感覚が集まる（一次体性感覚野）。

中心前回は、全身の骨格筋に指令を出し、随意的に動かす（一次運動野）。

①前頭葉
意思や判断など、最も人間的な精神活動を行う

②頭頂葉
感覚をつかさどる

中心溝
一次運動野
中心前回
体性感覚野
中心後回
頭頂連合野
前頭葉連合野
頭頂後頭溝
運動性言語中枢
（ブローカ野）
視覚野
外側溝
感覚性言語中枢
（ウェルニッケ野）
嗅覚野
聴覚野

③側頭葉
嗅覚や聴覚、記憶をつかさどる

④後頭葉
視覚をつかさどる

間脳・脳幹・小脳の機能

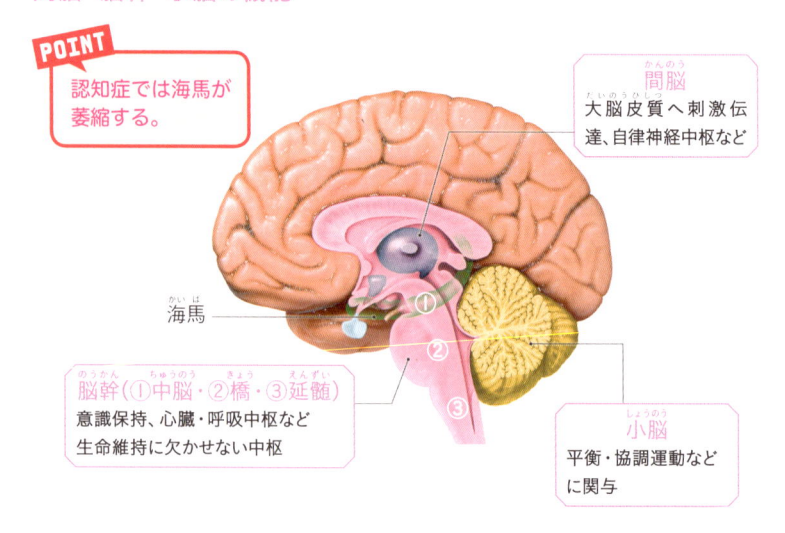

POINT
認知症では海馬が萎縮する。

間脳
大脳皮質へ刺激伝達、自律神経中枢など

海馬

脳幹（①中脳・②橋・③延髄）
意識保持、心臓・呼吸中枢など
生命維持に欠かせない中枢

小脳
平衡・協調運動などに関与

脳の動脈

これは必ず覚えよう！

- 脳の動脈は、左右の内頸動脈と椎骨動脈が脳底部で合流して、輪のような形を形成している。この特異な吻合を**ウィリス動脈輪（大脳動脈輪）**という。
- 大脳動脈輪から前・中・後大脳動脈が大脳の前・中・後部に分布している。1か所に障害が起こっても、輪によって血行が保持できるしくみになっている。

脳の動脈の走行

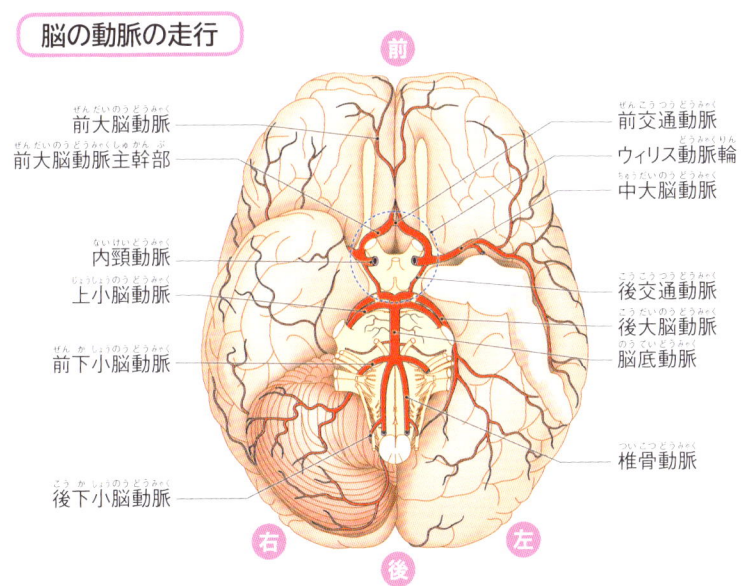

前

前大脳動脈
前大脳動脈主幹部
内頸動脈
上小脳動脈
前下小脳動脈
後下小脳動脈

前交通動脈
ウィリス動脈輪
中大脳動脈
後交通動脈
後大脳動脈
脳底動脈
椎骨動脈

右　後　左

☑ 関連する疾患

脳出血
ウィリス動脈輪を含む脳の動脈では動脈瘤や奇形のために脳出血を起こしやすい。脳血管撮影にて部位が確定される。

髄膜と髄液

これは必ず覚えよう！

- 脳と脊髄は髄膜に包まれている。髄膜は外から内に向かって硬膜、クモ膜、軟膜からなる。クモ膜と軟膜の間にはクモ膜下腔があり髄液（脳脊髄液）が流れている。
- 脳室は、脳にある内腔であり、左右の側脳室、第3脳室、第4脳室からなる。側脳室と第3脳室は室間孔（モンロー孔）でつながり、第3脳室と第4脳室は中脳水道（シルビウス水道）で連絡している。各脳室の天井には脈絡叢があり髄液を産生している。
- 髄液は水様透明な液で、中枢神経系の保護、代謝産物の排泄機能をもつ。脳室を満たした髄液は、第4脳室からクモ膜下腔に流れ出て、脳のまわりを満たしてクモ膜顆粒から静脈洞へ吸収される。

☑ 臨床への応用

髄液検査

髄液検査では腰椎穿刺（→p.26）にて髄液を採取する。髄膜炎などでは圧が高くなり、脳出血では血性となる。

・髄液の正常量：60〜150mL

・髄圧の正常値（仰臥位）：40〜150mmH$_2$O

☑ 関連する疾患

硬膜外血腫とクモ膜下出血

硬膜外血腫とクモ膜下出血では予後が違う。硬膜外血腫は頭蓋骨と硬膜の間に出血したもので、脳損傷が合併していない例で血腫を除去できれば予後はよい。クモ膜下出血は脳動脈破裂などによりクモ膜下腔に出血が起こり髄液に血液が混入し、髄膜刺激症状が出現し急死する率も高い。

水頭症

水頭症は、頭蓋内の髄液の流れが悪く停滞し、髄液腔が増大した病態である。先天性の奇形、脳腫瘍、クモ膜下出血、髄膜炎などの合併症として起こる。

水頭症になった場合、脳室と腹腔内とのシャント術が行われることがある。

髄液（脳脊髄液）の循環

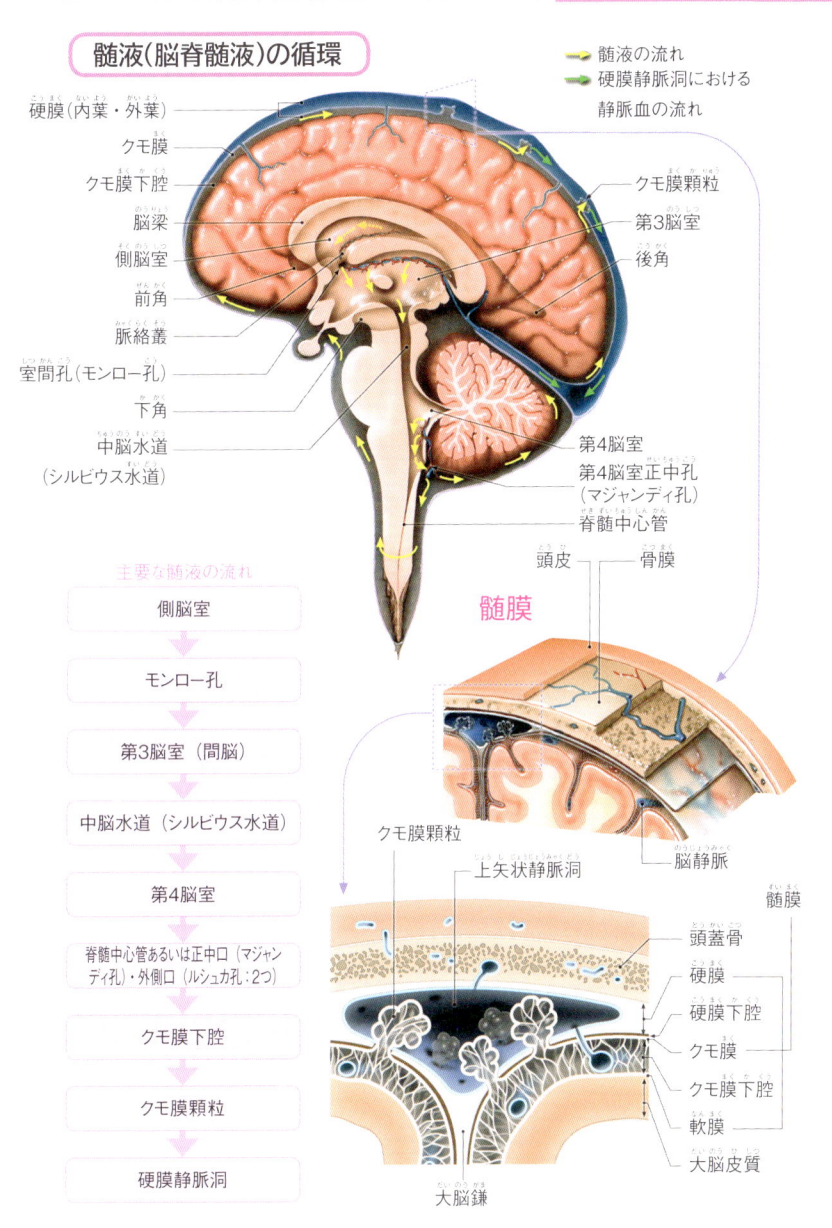

➡ 髄液の流れ
➡ 硬膜静脈洞における
　静脈血の流れ

硬膜（内葉・外葉）
クモ膜
クモ膜下腔
脳梁
側脳室
前角
脈絡叢
室間孔（モンロー孔）
下角
中脳水道
（シルビウス水道）

クモ膜顆粒
第3脳室
後角
第4脳室
第4脳室正中孔
（マジャンディ孔）
脊髄中心管

頭皮　　骨膜

髄膜

主要な髄液の流れ

側脳室

↓

モンロー孔

↓

第3脳室（間脳）

↓

中脳水道（シルビウス水道）

↓

第4脳室

↓

脊髄中心管あるいは正中口（マジャン
ディ孔）・外側口（ルシュカ孔：2つ）

↓

クモ膜下腔

↓

クモ膜顆粒

↓

硬膜静脈洞

クモ膜顆粒
上矢状静脈洞
脳静脈

髄膜
頭蓋骨
硬膜
硬膜下腔
クモ膜
クモ膜下腔
軟膜
大脳皮質

大脳鎌

105

脳神経

これは必ず覚えよう！

- 脳神経は左右12対あり、前頭葉側から Ⅰ～Ⅻ の番号がつけられている。
- 脳神経が障害されると、さまざまな症状が起こる。

脳神経の種類とはたらき

番号	脳神経の名称	支配・役割	障害内容
Ⅰ	嗅神経	嗅覚（嗅上皮）	嗅覚が消失
Ⅱ	視神経	視覚（網膜）	全盲や半盲になる
Ⅲ	動眼神経	・外眼筋（上斜筋、外側直筋を除く）の運動 ・副交感神経（遠心性）：毛様体筋、瞳孔括約筋（縮瞳）	上眼瞼下垂、眼球は下外方に向き、瞳孔が開く
Ⅳ	滑車神経	上斜筋、眼球を下外方に向ける	眼球の向きが変わる複視
Ⅴ	三叉神経	顔面の感覚、咀嚼筋	咬筋の麻痺、顔面や口腔の知覚麻痺
Ⅵ	外転神経	外側直筋	眼球の外転困難、複視
Ⅶ	顔面神経	表情筋、舌の前2/3の味覚、唾液・涙分泌	顔面麻痺、唾液・涙分泌と舌の前2/3味覚障害
Ⅷ	内耳神経	聴覚・平衡感覚・加速度感知	難聴、めまい
Ⅸ	舌咽神経	舌の後1/3の味覚、唾液分泌、上部の咽頭筋	舌の後部の味覚と知覚障害、嚥下障害
Ⅹ	迷走神経	・口蓋筋、咽頭収縮筋、内喉頭筋、食道の上1/3の運動 ・副交感神経（遠心性）：喉頭、胸・腹部内臓の平滑筋・心筋運動、腺分泌など ・内臓知覚：喉頭、胸・腹部内臓（消化管・気管・気管支・肺・心臓など）感覚	嚥下障害、嗄声、胃腸蠕動運動低下、便秘
Ⅺ	副神経	胸鎖乳突筋・僧帽筋	頭や肩の運動障害
Ⅻ	舌下神経	舌筋群	舌の運動障害、嚥下障害、会話困難

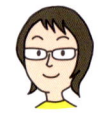

［脳神経の覚え方の例］
嗅いで視る、動く車の三の外、顔聴く咽に、迷う副舌

脳神経の分布

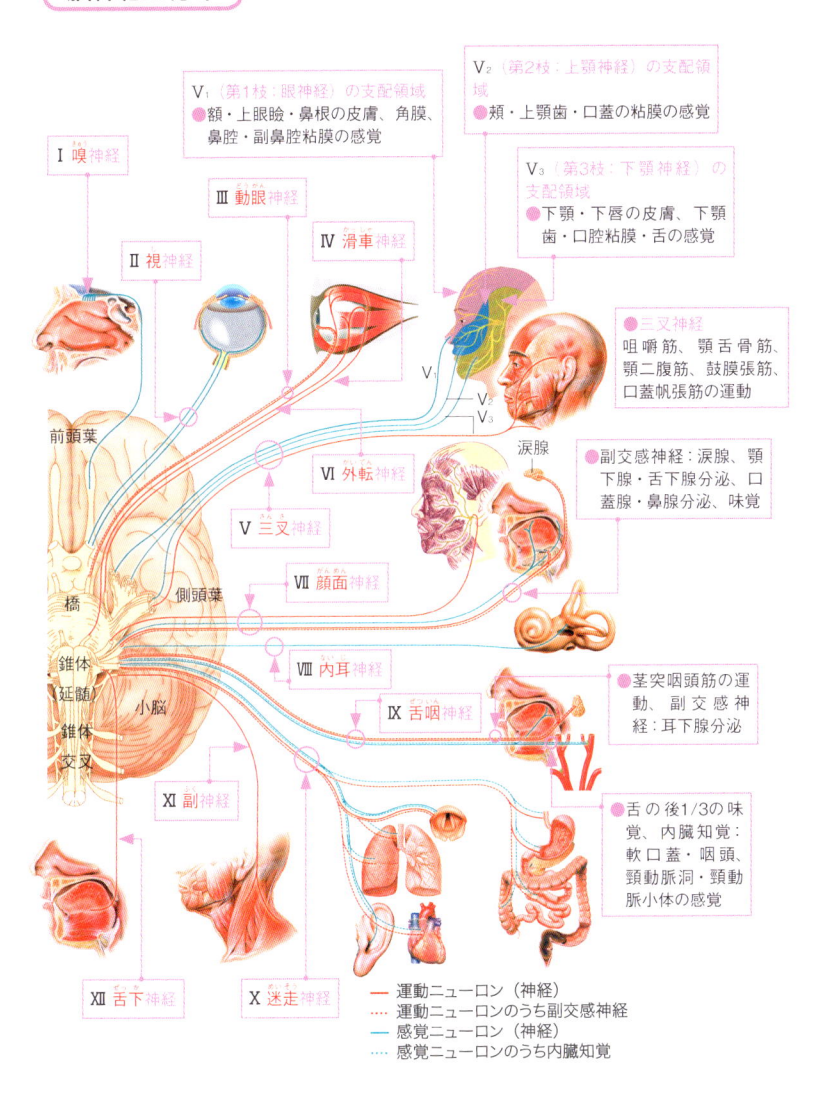

V₁（第1枝：眼神経）の支配領域
● 額・上眼瞼・鼻根の皮膚、角膜、鼻腔・副鼻腔粘膜の感覚

V₂（第2枝：上顎神経）の支配領域
● 頬・上顎歯・口蓋の粘膜の感覚

V₃（第3枝：下顎神経）の支配領域
● 下顎・下唇の皮膚、下顎歯・口腔粘膜・舌の感覚

Ⅰ 嗅神経

Ⅲ 動眼神経

Ⅳ 滑車神経

Ⅱ 視神経

● 三叉神経
咀嚼筋、顎舌骨筋、顎二腹筋、鼓膜張筋、口蓋帆張筋の運動

前頭葉

V₁
V₂
V₃

涙腺

Ⅵ 外転神経

V 三叉神経

● 副交感神経：涙腺、顎下腺・舌下腺分泌、口蓋腺・鼻腺分泌、味覚

側頭葉

Ⅶ 顔面神経

橋

Ⅷ 内耳神経

錐体

延髄

Ⅸ 舌咽神経

小脳

● 茎突咽頭筋の運動、副交感神経：耳下腺分泌

錐体交叉

Ⅺ 副神経

● 舌の後1/3の味覚、内臓知覚：軟口蓋・咽頭、頸動脈洞・頸動脈小体の感覚

Ⅻ 舌下神経

Ⅹ 迷走神経

—— 運動ニューロン（神経）
…… 運動ニューロンのうち副交感神経
—— 感覚ニューロン（神経）
…… 感覚ニューロンのうち内臓知覚

☑ 臨床への応用

対光反射

受光した網膜の信号は視神経を伝わり、視交叉で半交差して、左右両側の中脳上丘に伝わる。その後、上丘の視蓋前域核から左右の動眼神経副核に伝わり、動眼神経を通って瞳孔括約筋を支配し、瞳孔が収縮する。

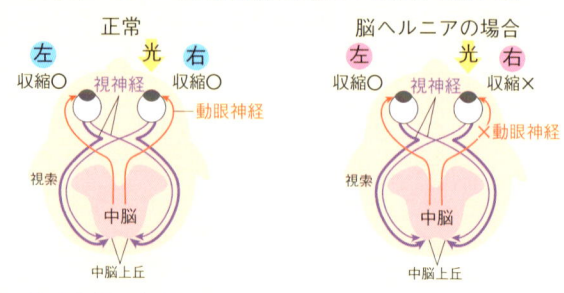

視神経の障害と視野欠損

視野欠損のしかたで、障害部位が推測できる。

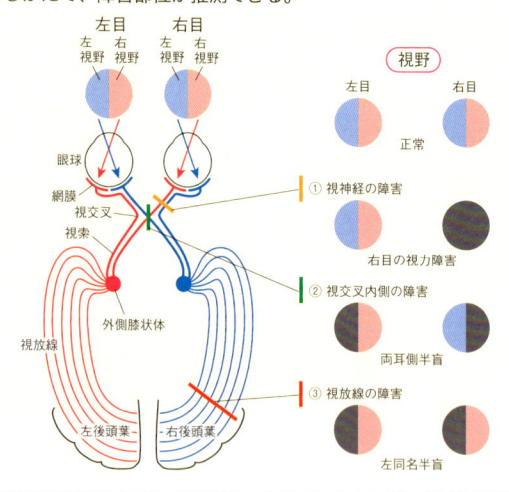

☑ 関連する疾患

下垂体腫瘍

視交叉は下垂体のすぐ上に位置し、下垂体腫瘍があると、視交叉が圧迫されて両耳側半盲（両眼外側の視野欠損）を生じることがある。

脊髄神経

これは必ず覚えよう！

- 脊髄の両側に出入りする脊髄神経は、頸神経（C）8対、胸神経（Th）12対、腰神経（L）5対、仙骨神経（S）5対、尾骨神経（Co）1対の計31対ある。
- 脊髄神経は、前根（骨格筋を支配する運動性）と後根（知覚性）の線維束として出ている。前者は遠心性神経、後者は求心性神経である（ベル・マジャンディの法則）。
- 前根と後根は椎間孔で合流し、すぐにまた前枝（体幹の前面など）と後枝（体幹の後面など）に分かれる。
- 頸神経は横隔神経（横隔膜の支配運動）や、正中神経、尺骨神経、橈骨神経が出ている。
- 胸神経からは肋間神経、腰神経からは大腿神経、仙骨神経からは坐骨神経（人体最大の神経：鉛筆の太さ）などが出ている。
- 一定の刺激が求心性に伝達され、その反応が不随意的に起こることを脊髄反射という。脊髄反射は脊髄の中枢と求心性神経路と遠心性神経路を通して無意識に行われる（例：熱いものに触れ手を引く、起立姿勢を保つ、膝をたたくと下腿を前方に伸ばすなど）。

膝蓋腱反射

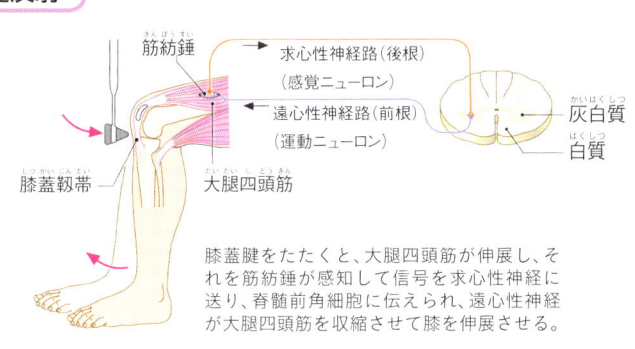

筋紡錘

求心性神経路（後根）
（感覚ニューロン）

遠心性神経路（前根）
（運動ニューロン）

灰白質

白質

膝蓋靱帯

大腿四頭筋

膝蓋腱をたたくと、大腿四頭筋が伸展し、それを筋紡錘が感知して信号を求心性神経に送り、脊髄前角細胞に伝えられ、遠心性神経が大腿四頭筋を収縮させて膝を伸展させる。

脊髄神経とその障害

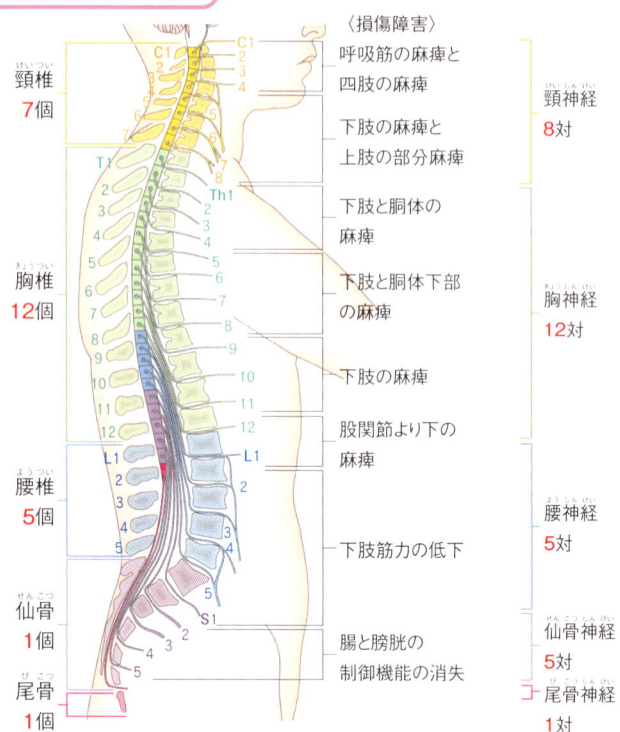

〈損傷障害〉

頸椎 7個		呼吸筋の麻痺と四肢の麻痺	頸神経 8対
		下肢の麻痺と上肢の部分麻痺	
胸椎 12個		下肢と胴体の麻痺	胸神経 12対
		下肢と胴体下部の麻痺	
		下肢の麻痺	
腰椎 5個		股関節より下の麻痺	腰神経 5対
		下肢筋力の低下	
仙骨 1個		腸と膀胱の制御機能の消失	仙骨神経 5対
尾骨 1個			尾骨神経 1対

＊麻痺は、損傷程度による個別性が大きく、同じ障害部位でも出現が異なることがある。

☑ 関連する疾患

神経障害

正中神経障害では猿手、尺骨神経障害では鷲手、橈骨神経障害では下垂手を引き起こす。

坐骨神経障害では神経痛や膝の屈曲、足の底屈が不能となる。

陰部神経が麻痺すると、尿道や肛門の括約筋の閉鎖不全（便尿失禁）が起こる。

脊髄神経の皮膚支配域（デルマトーム）

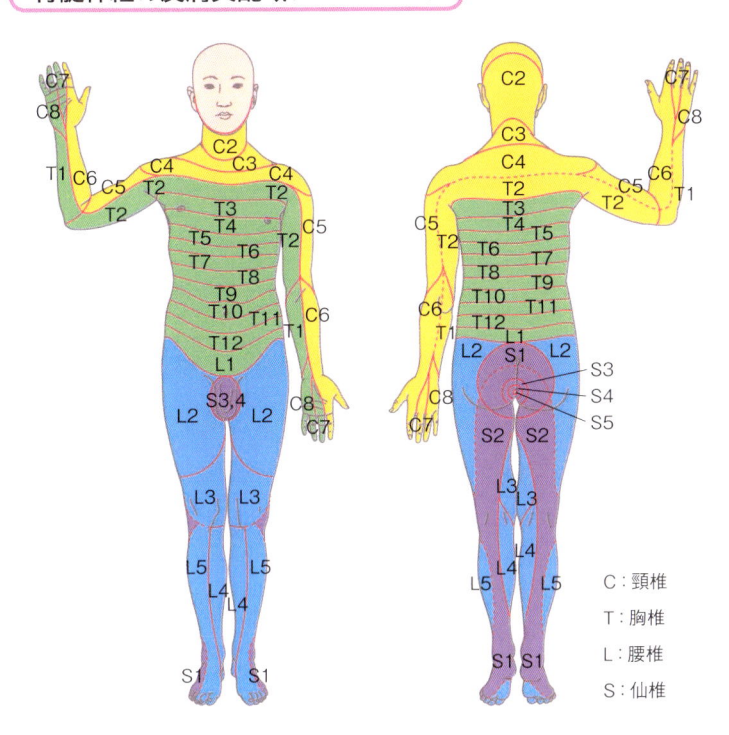

C：頸椎

T：胸椎

L：腰椎

S：仙椎

☑ 関連する疾患

脊髄損傷

交通事故などで強い外力が加えられ、脊椎骨折で脊髄が損傷し、支配する部位の運動や感覚の障害が起こる。

例えば頸椎損傷の場合、呼吸筋や四肢麻痺だけでなく排尿コントロールも困難になる。

運動神経と感覚神経

これは必ず覚えよう！

- 運動神経は、中枢神経から骨格筋に運動指令を伝達する神経である。
- 大脳皮質から出るものを<u>上位運動ニューロン</u>、脳神経や脊髄から出るものを<u>下位運動ニューロン</u>という。

POINT

脊髄では、上位運動ニューロン（錐体路）の大部分は側索を通る。筋萎縮性側索硬化症ALSは、側索が障害され、支配下の筋麻痺を起こす。

☑ **関連する疾患**

パーキンソン病

中脳の黒質にあるドパミンを産生する神経細胞の減少で起こる。これにより錐体外路症状（固縮、無動、振戦）が出現する。

運動神経の伝導路（錐体路）

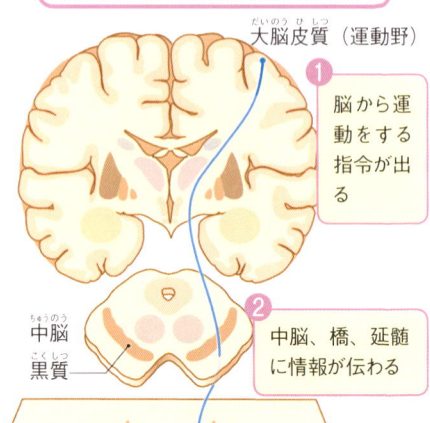

大脳皮質（運動野）

① 脳から運動をする指令が出る

中脳
黒質

② 中脳、橋、延髄に情報が伝わる

橋

上部延髄

下部延髄

頸髄
脊髄
腰髄

③ 脊髄の側索を通って前角に情報が伝わる

④ 末梢神経を伝わり、筋肉にある神経筋接合部に信号が伝わる

骨格筋

→ 上位運動ニューロン

→ 下位運動ニューロン（末梢神経）

運動神経は下行性に伝わり、感覚神経は上行性に伝わる。

- 感覚神経は、皮膚や筋、眼などの感覚受容器からの情報を中枢系神経に伝達する神経である。

- 感覚を伝える伝導路は、感覚受容器から脊髄に伝える**一次ニューロン**、脊髄から視床に伝える**二次ニューロン**、視床から大脳皮質に伝える**三次ニューロン**がある。

感覚神経の伝導路

④ 情報が連合野へ伝達され、前頭葉で適切な意思が決定される

大脳皮質
（一次体性感覚野）

中脳

③ 橋に情報が届き、視床を介して大脳皮質に伝達される

橋

（顔面より）

① 皮膚の受容器に情報が入力される

延髄

② 脊髄から延髄に情報が伝わる

（上肢より）

頸髄

（下肢より）

脊髄

腰髄

⊷ 一次ニューロン
⊷ 二次ニューロン
⊷ 三次ニューロン

図は、温痛覚や粗大な触圧覚の伝導路を示している。精細な触圧覚や意識できる深部知覚は、この図とは別の経路をたどる。

113

自律神経

これは必ず覚えよう！

- 自律神経は、意志の支配がなくても生命のある限り自動的に独立してはたらき、交感神経と副交感神経に分類される。
- 交感神経末端ではノルアドレナリンが分泌され、副交感神経末端ではアセチルコリンが分泌される。
- 心臓の交感神経は心臓の拍動を促進させ、副交感神経（迷走神経）は拍動を抑制する。このように神経によってはたらきが拮抗する。
- 自律神経の最高中枢は視床下部にある。

☑ 臨床への応用

交感神経刺激薬

アドレナリン作動薬は、交感神経が興奮した状態を引き起こす。例えば気管支拡張作用（気管支喘息に適用）、瞳孔散大（散瞳薬）、血圧上昇（ショック薬）の作用である。

コリン作動薬は、副交感神経が興奮した状態を引き起こす。消化器の蠕動亢進（便秘薬）、眼圧低下（緑内障治療薬）、瞳孔縮小（縮瞳）作用がある。

交感神経刺激 （ノルアドレナリン放出）	臓器器官	副交感神経刺激 （アセチルコリン放出）
散大	瞳孔	縮小
分泌抑制	消化腺	分泌亢進
蠕動抑制	消化器	蠕動亢進
弛緩	気管平滑筋	収縮
増加	心拍数	減少
収縮	末梢血管	拡張
弛緩	膀胱壁	収縮

☑ 関連する疾患

自律神経失調症

動悸、肩こり、めまい、下痢、便秘などの症状が出現する。

自律神経のはたらき

POINT

交感神経の節前線維は、胸髄・腰髄の側角から、副交感神経の節前線維は、中脳・橋・延髄にある一部の脳神経核（動眼神経副核など）と仙髄側角から出る。

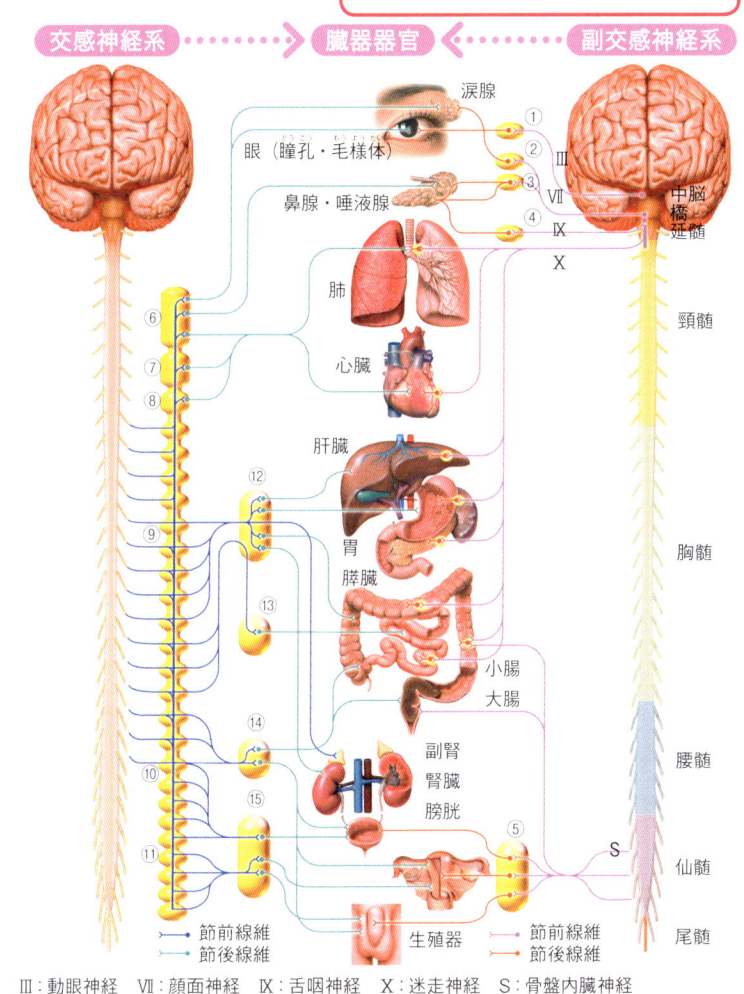

交感神経系 ⟶ 臓器器官 ⟵ 副交感神経系

涙腺
眼（瞳孔・毛様体）
鼻腺・唾液腺
肺
心臓
肝臓
胃
膵臓
小腸
大腸
副腎
腎臓
膀胱
生殖器

① ② ③ ④ Ⅲ Ⅶ Ⅸ Ⅹ
中脳
橋
延髄
⑤ S

⑥ ⑦ ⑧ ⑨ ⑩ ⑪ ⑫ ⑬ ⑭ ⑮

頸髄
胸髄
腰髄
仙髄
尾髄

→ 節前線維
→ 節後線維
→ 節前線維
→ 節後線維

Ⅲ：動眼神経　Ⅶ：顔面神経　Ⅸ：舌咽神経　Ⅹ：迷走神経　S：骨盤内臓神経
①毛様体神経節　②翼口蓋神経節　③顎下神経節　④耳神経節　⑤骨盤神経叢
⑥上頸神経節　⑦中頸神経節　⑧下頸神経節　⑨胸神経節　⑩腰神経節　⑪仙骨神経節
⑫腹腔神経節　⑬上腸間膜神経節　⑭下腸間膜神経節　⑮下下腹神経節（骨盤神経節）

ホルモン分泌

これは必ず覚えよう！

- 内分泌系は、神経系とともに、生体の恒常性（ホメオスタシス）を維持・統御している。
- 内分泌系の体内情報伝達物質がホルモンであり、内分泌腺から分泌され、血液によって全身に送られている。
- ホルモンにはさまざまな種類があり、その化学構造や特異的受容体（レセプター）の特徴から、水に溶けない脂溶（疎水）性ホルモンと水に溶ける水溶（親水）性ホルモンに大別される。
- 多くのホルモン分泌の調節は血液の組成変化を感知した間脳の視床下部が支配し、下垂体前葉からの刺激ホルモン（→p.118）により下位からのホルモンを分泌して行われる。

✓ 臨床への応用

外分泌腺と内分泌腺

外分泌腺は導管をもち、それを経由して分泌する（例：唾液腺、汗腺）。

内分泌腺は導管がなく、腺から直接血中にホルモンを分泌する腺器官。

甲状腺機能検査

甲状腺ホルモンにはT_3とT_4があり、甲状腺に作用する下垂体ホルモンにはTSHがある。TSHはT_4との負のフィードバック機構でT_4を調節する。

✓ 関連する疾患

更年期症状

閉経前後の約10年間を更年期（44〜55歳前後）といい、女性ホルモン（エストロゲン）の分泌が低下し、さまざまな症状（頭痛、めまい、耳鳴り、ほてり、発汗、動悸、息切れ、ドライマウスなど）が出現する。

ホルモンの構造的分類

脂溶（疎水）性ホルモン

●ステロイドホルモン、甲状腺ホルモンなど

ステロイドホルモン → 受容体 核 DNA

mRNA

特定のタンパク質
（酵素）の合成促進

生理作用発現 ← 代謝促進

細胞内に受容体があり、ホルモンが受容体に結合すると核内に移動して特定のタンパクの合成を促進し、代謝を調節する

水溶（親水）性ホルモン

●ペプチドホルモン、カテコールアミンなど

アデニル酸シクラーゼ

ペプチドホルモン → 受容体 ATP 核

cAMP → 酵素タンパク質の
リン酸化

酵素の活性化

生理作用発現 ← 代謝促進

細胞膜上に受容体があり、ホルモンが受容体に結合すると細胞内の酵素を活性化したり不活化して代謝を調節する

ホルモン分泌のしくみ

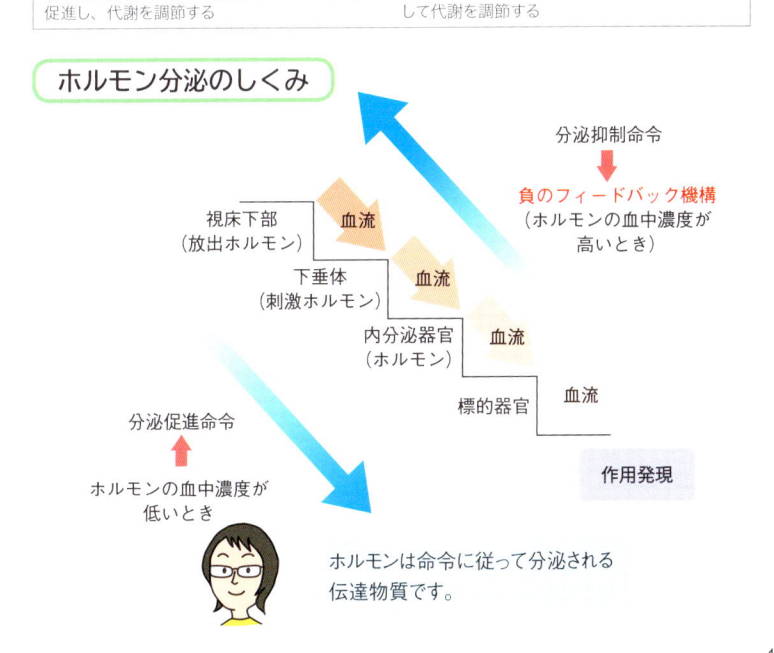

分泌抑制命令

負のフィードバック機構
（ホルモンの血中濃度が
高いとき）

視床下部
（放出ホルモン）　血流

下垂体
（刺激ホルモン）　血流

内分泌器官
（ホルモン）　血流

標的器官　血流

作用発現

分泌促進命令

ホルモンの血中濃度が
低いとき

ホルモンは命令に従って分泌される
伝達物質です。

主なホルモンの種類とその作用

内分泌器官	略語	ホルモン名	主な機能
視床下部	GHRH	成長ホルモン放出ホルモン	成長ホルモン（GH）の分泌促進
	PRH	プロラクチン放出ホルモン	プロラクチン（PRL）の分泌促進
	TRH	甲状腺刺激ホルモン放出ホルモン	甲状腺刺激ホルモン（TSH）の分泌促進、成長ホルモン、プロラクチン分泌促進
	GnRH	ゴナドトロピン放出ホルモン	卵胞刺激ホルモン（FSH）と黄体形成ホルモン（LH）の分泌促進
	CRH	副腎皮質刺激ホルモン放出ホルモン	副腎皮質刺激ホルモン（ACTH）の分泌促進
	GHIH	成長ホルモン抑制ホルモン	成長ホルモン（GH）の分泌抑制
	PIH	プロラクチン抑制ホルモン	ドーパミンなどのはたらきによりプロラクチン（PRL）の分泌抑制
下垂体 前葉	GH	成長ホルモン	身体全体の成長促進、過剰は巨人症、末端肥大症
	TSH	甲状腺刺激ホルモン	甲状腺を刺激して甲状腺ホルモン分泌促進
	ACTH	副腎皮質刺激ホルモン	糖質コルチコイドの合成と分泌促進
	LH	黄体形成ホルモン	女性では排卵誘発と黄体形成誘発、男性では精巣での男性ホルモン生成促進
	PRL	乳腺刺激ホルモン（プロラクチン）	乳汁合成・分泌促進、黄体の退縮を防止
	FSH	卵胞刺激ホルモン	女性では排卵誘発、卵胞発育、男性では精子の形成促進
後葉	ADH	抗利尿ホルモン（バソプレッシン）	腎での水再吸収の促進、不足は尿崩症
	OT	オキシトシン	子宮筋収縮、乳汁放出促進
松果体		メラトニン	日内変動の調節
甲状腺	T₄	サイロキシン	甲状腺ホルモン。熱量産生、基礎代謝亢進
	T₃	トリヨードサイロニン	
	CT	カルシトニン	血中カルシウム濃度の低下
上皮小体	PTH	副甲状腺ホルモン（パラソルモン）	血中カルシウム濃度の上昇
膵臓		インスリン	血糖値の低下
		グルカゴン	血糖値の上昇
副腎 皮質	MC	鉱質コルチコイド	ナトリウム再吸収、カリウム排泄を促進
	GC	糖質コルチコイド	糖新生の促進、タンパク分解促進、抗炎症作用
	DHEA	デヒドロエピアンドロステロン	男性ホルモン（アンドロゲン）の一種
髄質	A	アドレナリン	心拍数の増加、血糖値の上昇
	NA	ノルアドレナリン	血管抵抗増大、血圧の上昇
卵巣	E	エストロゲン（卵胞ホルモン）	女性生殖器・乳房の発育、子宮内膜の増殖
	P	プロゲステロン	受精卵の着床と妊娠の維持
精巣	T	テストステロン	男性生殖器の発育、精子の形成

副　腎

これは必ず覚えよう！

- 副腎は腎臓のすぐ上に位置し、髄質と皮質に分かれる。髄質からはアドレナリン（エピネフリン）、ノルアドレナリン（ノルエピネフリン）が分泌される。両者は交感神経が刺激された状態となる。前者は特に血糖上昇、脂肪分解の促進、後者は末梢血管に強くはたらく。
- 副腎皮質からは糖質コルチコイド（グルココルチコイド）、電解質（鉱質）コルチコイド（ミネラルコルチコイド）、性ホルモンが分泌される。
- 糖質コルチコイドは、組織にあるタンパク質をアミノ酸に分解したり、肝臓でアミノ酸からブドウ糖やグリコーゲンをつくったりして調整する。
- 電解質コルチコイドは、尿細管でのナトリウム再吸収の促進、カリウムと水素イオンの排泄を増加させる。その代表がアルドステロンである。

副腎の構造

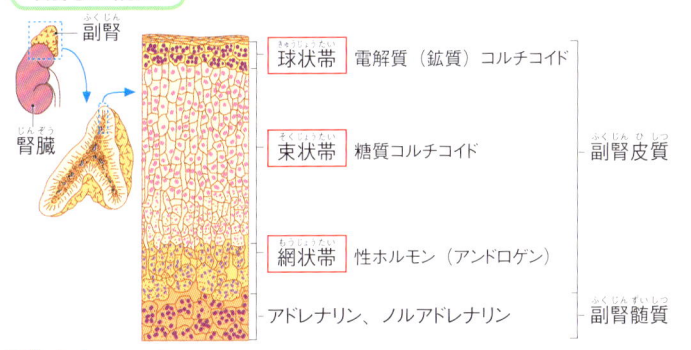

✔ 臨床への応用

副腎皮質ホルモンの分泌異常

褐色細胞腫は副腎髄質ホルモン過剰による高血圧を引き起こす。アジソン病は副腎皮質ホルモン低下を起こし、食欲不振、体重減少、低血圧の症状が現れる。クッシング症候群は副腎皮質ホルモン過剰を起こし、肥満、高血圧、高血糖、多毛、ムーンフェイス、潰瘍等の症状が出る。

腎臓と尿の生成

これは必ず覚えよう！

- 腎臓は代謝産物や老廃物の排泄、酸塩基平衡や浸透圧、電解質の調整を行う。

- 腎臓は、第11胸椎から第3腰椎の高さに左右一対あり、右が左よりやや低い。

- 腎臓1個に腎小体（マルピギー小体）と尿細管のネフロン（腎単位）が約100万ある。ネフロンは腎臓の構造・機能上の単位である。

- 腎小体は糸球体と糸球体嚢（ボウマン嚢）からなり、糸球体では、入る血管（輸入細動脈）と出る血管（輸出細動脈）があり、間に傍糸球体細胞からなる傍糸球体装置があり血圧上昇物質のレニンを分泌している。

- 尿細管は近位尿細管、ヘンレ係蹄（ヘンレループの下行脚、上行脚）、遠位尿細管に分かれる。

- 糸球体には1分間に約1,000mLの血液が流れ、濾過される血漿量は腎血漿流量の約20%である。1日に濾過される量は約160Lであるが尿細管で99%吸収されるために残りの1%（約1.6L）が尿として排泄される。

- 糸球体で濾過された原尿は、近位尿細管で水とナトリウム、ブドウ糖、アミノ酸、カリウムが吸収される。

- 遠位尿細管ではカリウムが分泌されて尿中に排泄される。複数の尿細管が1本の集合管につながり、多数の集合管が集まって、腎乳頭から尿を腎盤（腎盂）に排出する。

☑ 臨床への応用

尿中の排泄物

正常の人の場合、ブドウ糖は尿に排泄されないが、糖尿病患者では原尿のブドウ糖が多く、尿細管で吸収しきれず、ブドウ糖は排泄される。

腎炎末期患者では尿内へのカリウムの排泄が困難になり、高カリウム血症を招き、心停止の原因となる。

急性糸球体腎炎では、糸球体の病変によりタンパク尿、血尿が起こる。

腎泌尿器系の構造（男性）

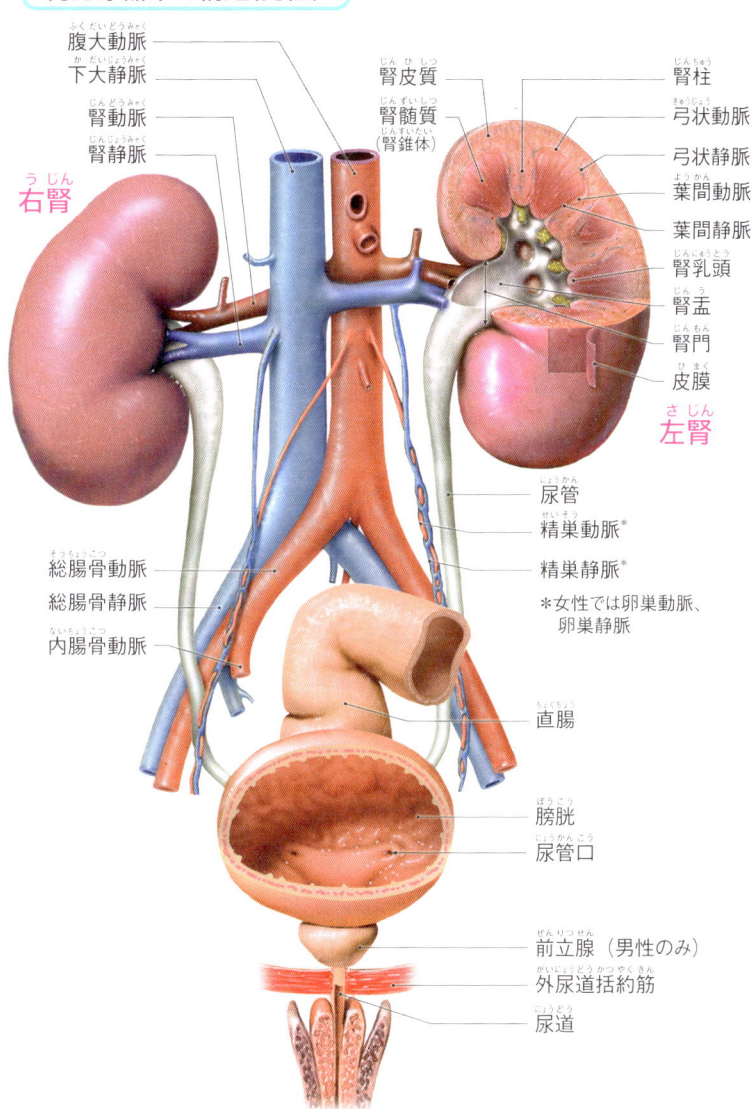

腹大動脈（ふくだいどうみゃく）
下大静脈（かだいじょうみゃく）
腎動脈（じんどうみゃく）
腎静脈（じんじょうみゃく）
右腎（うじん）

腎皮質（じんひしつ）
腎髄質（じんずいしつ）（腎錐体）（じんすいたい）

腎柱（じんちゅう）
弓状動脈（きゅうじょうどうみゃく）
弓状静脈（きゅうじょうじょうみゃく）
葉間動脈（ようかんどうみゃく）
葉間静脈（ようかんじょうみゃく）
腎乳頭（じんにゅうとう）
腎盂（じんう）
腎門（じんもん）
皮膜（ひまく）
左腎（さじん）

尿管（にょうかん）
精巣動脈＊（せいそうどうみゃく）
精巣静脈＊（せいそうじょうみゃく）
＊女性では卵巣動脈、
卵巣静脈

総腸骨動脈（そうちょうこつどうみゃく）
総腸骨静脈（そうちょうこつじょうみゃく）
内腸骨動脈（ないちょうこつどうみゃく）

直腸（ちょくちょう）

膀胱（ぼうこう）
尿管口（にょうかんこう）

前立腺（男性のみ）（ぜんりつせん）
外尿道括約筋（がいにょうどうかつやくきん）
尿道（にょうどう）

腎臓の構造

腎臓は血管に富む臓器である。腎門から入った腎動脈は葉間動脈となり、皮質と髄質の間で弓状動脈、さらに皮質に入ると小葉間動脈となる。そして輸入細動脈となって糸球体に入り、毛細血管網になり、1本の輸出細動脈となって出る。

ネフロン（腎単位）

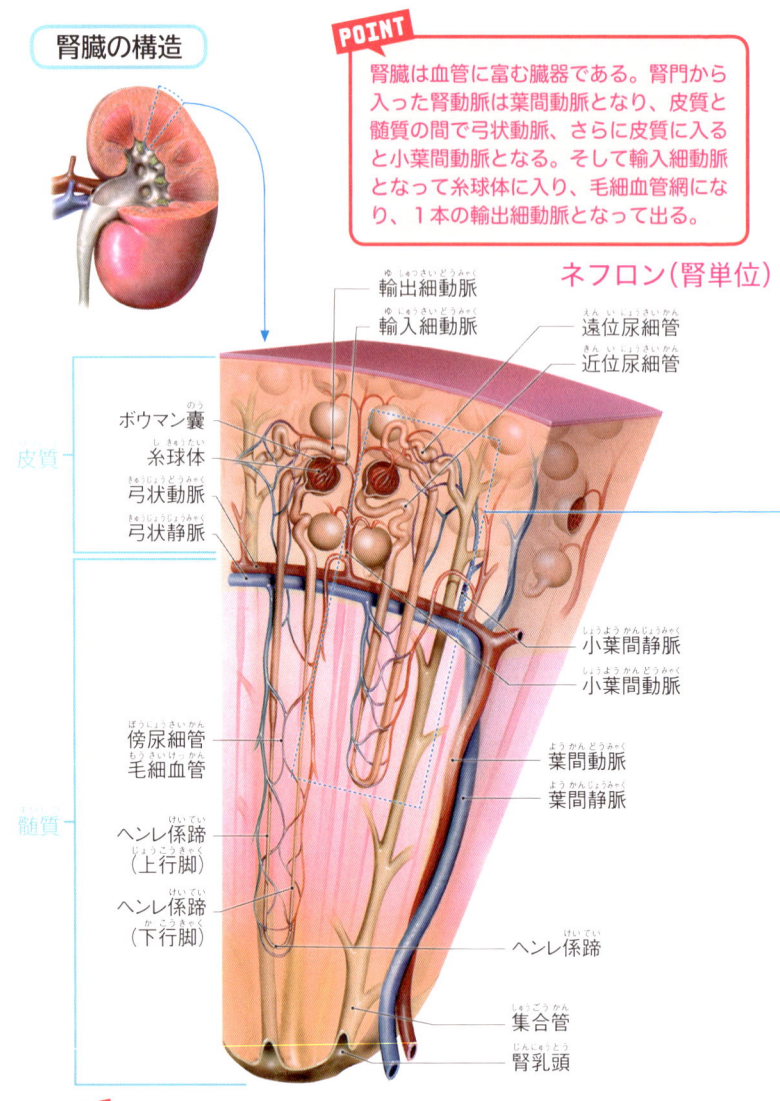

輸出細動脈
輸入細動脈
遠位尿細管
近位尿細管
ボウマン嚢
糸球体
弓状動脈
弓状静脈
皮質
小葉間静脈
小葉間動脈
傍尿細管
毛細血管
葉間動脈
葉間静脈
ヘンレ係蹄
（上行脚）
ヘンレ係蹄
（下行脚）
髄質
ヘンレ係蹄
集合管
腎乳頭

腎臓は肉眼的に内層（髄質）と外層（皮質）に区別される。

ネフロン各部のはたらき

※ネフロンで吸収・分泌される代表的な物質を示す

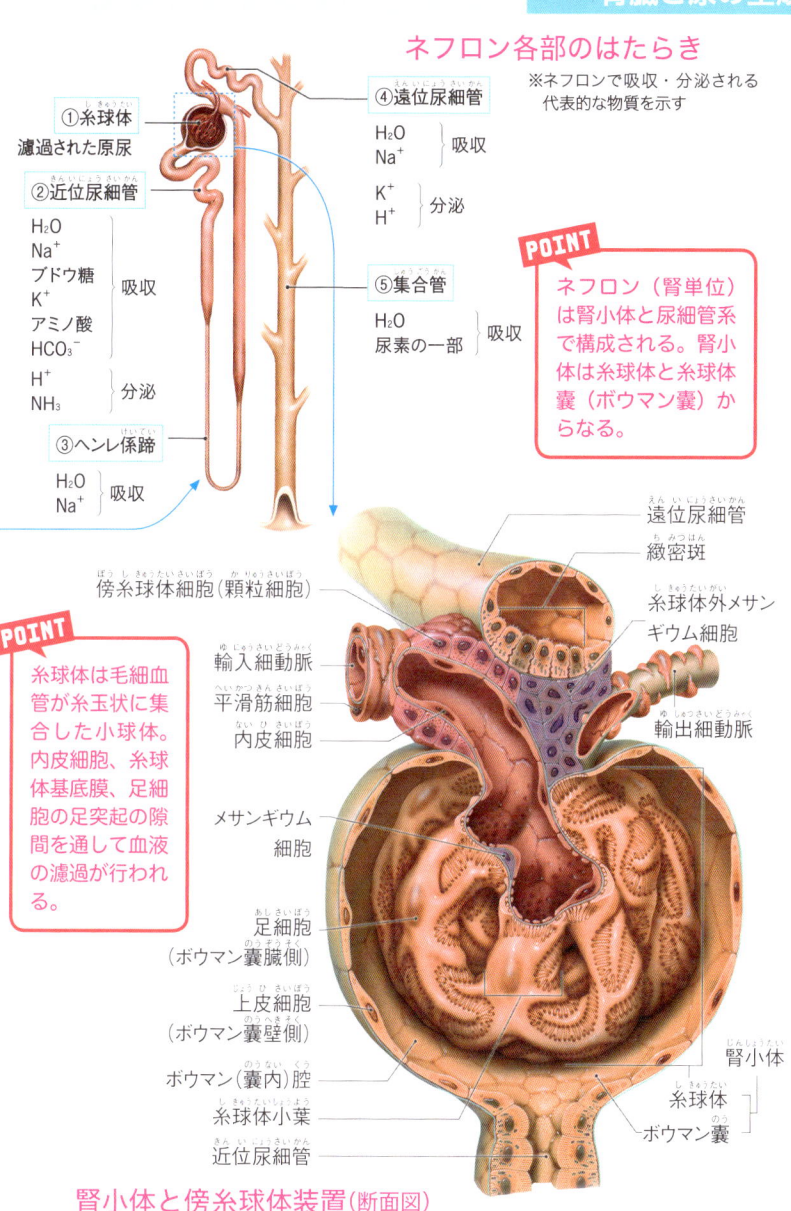

④遠位尿細管
H_2O
Na^+ } 吸収
K^+
H^+ } 分泌

①糸球体
濾過された原尿

②近位尿細管
H_2O
Na^+
ブドウ糖
K^+ } 吸収
アミノ酸
HCO_3^-
H^+
NH_3 } 分泌

③ヘンレ係蹄
H_2O
Na^+ } 吸収

⑤集合管
H_2O
尿素の一部 } 吸収

POINT

ネフロン（腎単位）は腎小体と尿細管系で構成される。腎小体は糸球体と糸球体嚢（ボウマン嚢）からなる。

POINT

糸球体は毛細血管が糸玉状に集合した小球体。内皮細胞、糸球体基底膜、足細胞の足突起の隙間を通して血液の濾過が行われる。

遠位尿細管
緻密斑
糸球体外メサンギウム細胞
傍糸球体細胞（顆粒細胞）
輸入細動脈
平滑筋細胞
内皮細胞
輸出細動脈
メサンギウム細胞
足細胞（ボウマン嚢臓側）
上皮細胞（ボウマン嚢壁側）
ボウマン（嚢内）腔
糸球体小葉
近位尿細管
腎小体
糸球体
ボウマン嚢

腎小体と傍糸球体装置（断面図）

レニン・アンジオテンシン・アルドステロン系

これは必ず覚えよう！

- レニン・アンジオテンシン・アルドステロン系は全身血圧を上げるはたらきをもつ。
- レニンは輸入細動脈の灌流低下、遠位尿細管領域の尿流減少の刺激を受け、傍糸球体装置から分泌される。
- レニンはアンジオテンシノーゲン（肝臓で合成されるタンパク）をアンジオテンシンⅠに分解する酵素である。
- アンジオテンシンⅠは肺循環系にあるアンジオテンシン変換酵素でアンジオテンシンⅡに変換される。
- アンジオテンシンⅡは血管収縮や副腎皮質のアルドステロンの分泌を促進し、血圧を上昇させる。
- アルドステロンはNa^+とH_2Oを体内にためるはたらきがあり、これにより循環血液量および心拍出量、末梢血管抵抗が増加する。その結果、血圧が上昇する。

☑ 臨床への応用

降圧薬（アンジオテンシン変換酵素［ACE］阻害薬）

ACEを阻害すれば、アンジオテンシンⅡはつくられないため、血管は収縮せず血圧を下げることになる。

☑ 関連する疾患

高血圧

高血圧の90％以上は、原因のわからない本態性高血圧である。高血圧が長く続くと、血管が障害されて動脈硬化、腎障害、脳血管障害、虚血性心疾患などをきたす。
高血圧の薬物治療には、利尿剤、交感神経遮断薬、カルシウム拮抗薬、アンジオテンシン変換酵素阻害薬（ACE）、アンジオテンシンⅡ受容体拮抗薬（ARB）、アルドステロン拮抗薬などが使われる。

レニン・アンジオテンシン・アルドステロン系のイメージ

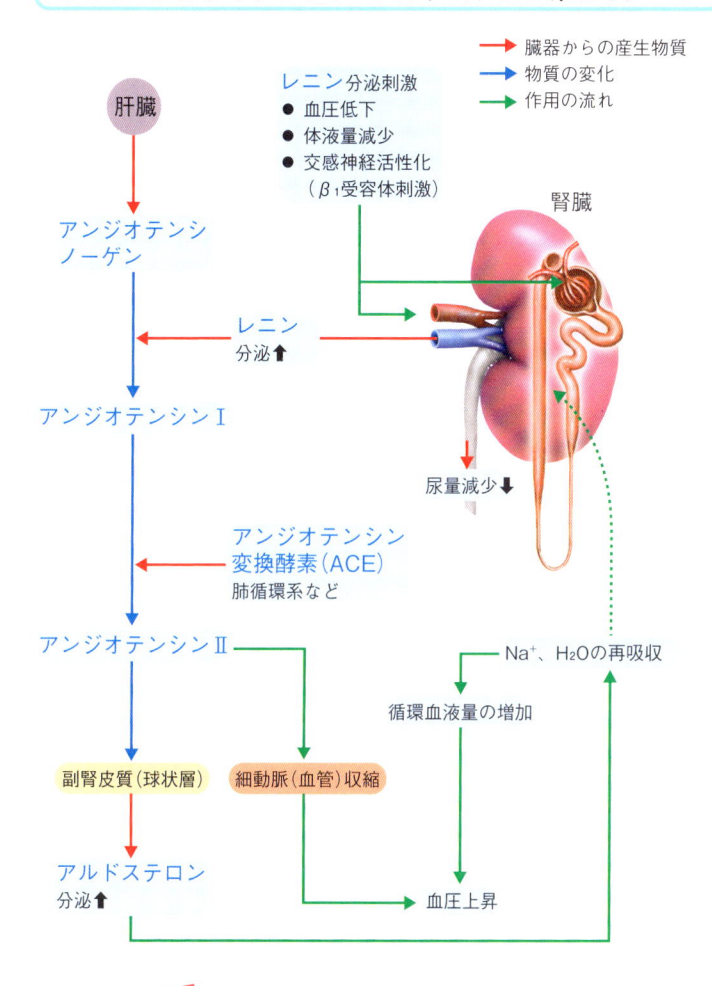

- → 臓器からの産生物質
- → 物質の変化
- → 作用の流れ

肝臓

レニン分泌刺激
- ● 血圧低下
- ● 体液量減少
- ● 交感神経活性化
  （β_1受容体刺激）

腎臓

アンジオテンシノーゲン

レニン
分泌↑

アンジオテンシンⅠ

尿量減少↓

アンジオテンシン
変換酵素（ACE）
肺循環系など

アンジオテンシンⅡ

Na^+、H_2Oの再吸収

循環血液量の増加

副腎皮質（球状層）　細動脈（血管）収縮

アルドステロン
分泌↑

血圧上昇

POINT

アルドステロンは、遠位尿細管、集合管においてNa^+、H_2Oの再吸収（交換にK^+排泄）、体液量・循環血液量の増加、血圧上昇作用を示す。

排　尿

- 腎臓でつくられた尿は、尿管を通って膀胱にためられ（蓄尿）、尿道（男性は16～18cm、女性は約3cm）から体外へ排出（排尿）される。
- 膀胱は、約500mL（個人差あり）の容量をもつ平滑筋性の囊である。
- 膀胱の筋層は内縦、中輪、外縦の3層、粘膜は移行上皮であり、尿量に応じて自由に面積を変えることができる。
- 膀胱の底部には、左右の尿管、前方に尿道が開口する。この3点で膀胱三角をつくる。この部分は粘膜ヒダはなく、伸展しない。
- 膀胱から尿道が始まる部分に膀胱括約筋、その数cm下方に尿道括約筋がある。前者は平滑筋で、後者は骨格筋である。
- 下腹神経（交感神経）のはたらきで膀胱壁を弛緩、膀胱括約筋を収縮させて蓄尿される。膀胱内に尿が約250mLたまり、内圧が100mmHgを超えると大脳に伝わり尿意を感じる。
- 骨盤内臓神経（副交感神経）のはたらきにより膀胱壁が収縮し、陰部神経が抑制され、尿道括約筋を随意にゆるめることで排尿となる。
- 尿は弱酸性（pH5～7）で、比重は1.015～1.025である。

☑ 関連する疾患

前立腺肥大症

前立腺の内腺が肥大して起こる良性腫瘍である。尿道が圧迫され、排尿困難、尿閉、溢流性尿失禁などを起こす（排尿障害）。

▼尿失禁の種類

腹圧性尿失禁	骨盤底筋が衰え、腹圧がかかると尿失禁を起こす
切迫性尿失禁	急に尿意を感じて漏れてしまう状態
溢流性尿失禁	尿道が閉塞し、尿が膀胱内にたまり、尿道括約筋の限界を超えて溢れ出るように漏れる
機能性尿失禁	排尿の機能には問題はないが、手足が不自由、もしくは認知症などでトイレの認識が悪く、失禁する

排尿のしくみ

排尿を調整する中枢は、大脳皮質、脳幹、脊髄

❶ 膀胱内圧が上昇すると、脊髄を介して脳幹に伝わる（尿意）。

❷ 脳幹は骨盤内臓神経（副交感神経）を刺激し、膀胱を収縮させ、下腹神経（交感神経）を抑制し、膀胱括約筋をゆるめる。

❸ 大脳皮質で排尿してもよいと指令を出し、陰部神経（体性神経）を抑制し、尿道括約筋をゆるめて排尿させる。

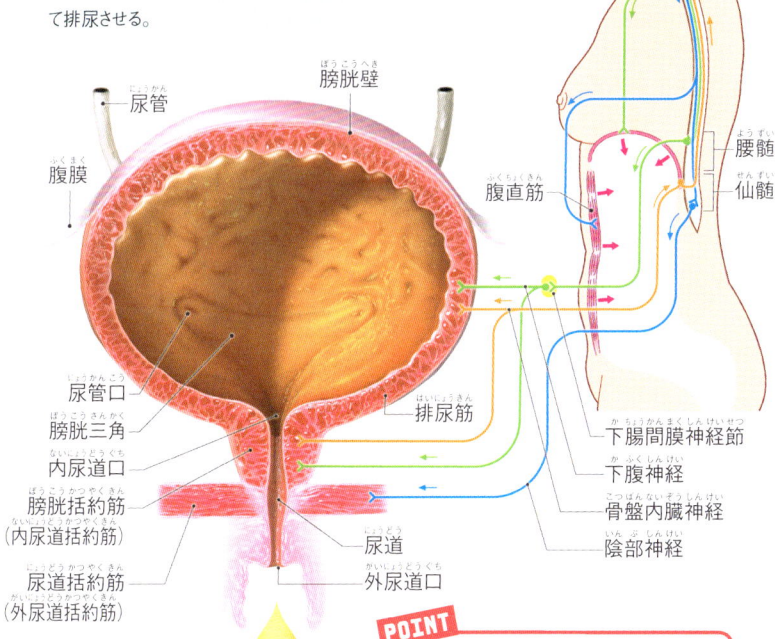

大脳皮質

脳幹

膀胱壁

尿管

腹膜

腰髄

仙髄

腹直筋

尿管口

膀胱三角

内尿道口

膀胱括約筋（内尿道括約筋）

尿道括約筋（外尿道括約筋）

排尿筋

尿道

外尿道口

下腸間膜神経節

下腹神経

骨盤内臓神経

陰部神経

膀胱三角は粘膜のヒダがなく、膀胱が充満しても伸展しない。尿管口や尿道口の開閉に関与する。

127

血　液

これは必ず覚えよう！

- 血液は体重の約1/13～1/10を占め、比重は1.055～1.066、pH7.35～7.45（弱アルカリ性）である。

- 血液の約60％は血漿、約40％は赤血球、残り1％は白血球、血小板である。

- 血液1mm³中の血小板数は20～50万で、血液凝固にかかわる。

- 赤血球は血液1mm³中の数は男性約500万、女性は約450万、血色素（ヘモグロビン）を含み、男性16g/dL、女性14～16g/dLが正常値である。肺から組織に酸素を、組織から肺に二酸化炭素を運搬する。核をもたず（骨髄生成中は核あり）、約120日で破壊され、ビリルビンを生じる。

- 白血球は顆粒球（好中球、好酸球、好塩基球）と無顆粒球（リンパ球、単球）に分けられる。血液1mm³中の白血球の数は約6,000～8,000である。細菌が入ると好中球が動員されるため、白血球全体の数は増加する。寿命は10日前後である。

- 血漿は血液の血球を除いたもので、主な成分はタンパク質であり、免疫をつかさどるγ-グロブリンが含まれる。血漿からフィブリノゲンを除いたものが血清である。

- 血液のはたらきは、①ガスや栄養素、ホルモン、老廃物の運搬、②体温調整、③酸・塩基平衡の維持、④体液量の保持、⑤止血、⑥殺菌作用である。

- リンパ球のB細胞は骨髄でつくられ、抗体産生を行う（液性免疫）。T細胞は胸腺経由で直接抗原を処理する細胞性免疫をつかさどる。

- リンパ球が分化したキラー細胞は、一定の細胞の攻撃作用をもつ。

☑ 臨床への応用

疾患と血液検査結果

紫斑病は血小板が減少する疾患であり、出血斑の症状が現れる。感染症では白血球が増加し、鉄欠乏性貧血ではヘモグロビンが低下する。

血液の組成

約60%

約1%

約40%

血漿 ─┬─ タンパク質 ─┬─ アルブミン
　　　│　　　　　　　├─ 免疫グロブリン
　　　├─ ブドウ糖　　│　（IgG、IgA、IgM、IgD、IgE）
　　　├─ 脂質　　　　└─ フィブリノゲンなど
　　　├─ ビタミン、ミネラル
　　　├─ ホルモン、電解質、無機質
　　　└─ 酸素、水分、その他

血小板
白血球 ─┬─ 顆粒球 ─┬─ 好中球
　　　　│　　　　　　├─ 好酸球
　　　　│　　　　　　└─ 好塩基球
　　　　└─ 無顆粒球 ─┬─ 単球（マクロファージ）
　　　　　　　　　　　└─ リンパ球

赤血球 ─┬─ 血色素（ヘモグロビン）
　　　　└─ 基質（水分、その他）

※抗凝固剤添加後、遠心分離器
　にかけた血液

POINT

免疫グロブリン
IgG：血清中で最も多い抗体、胎盤を通過して胎児
　　に受動免疫を与える
IgA：唾液、腸液、母乳などに含まれ、病原体を防
　　ぐ。母乳を通じて乳児に受動免疫を与える
IgM：新たな抗原に対し最初につくられる抗体
IgD：上気道感染の防御にはたらくといわれる
IgE：寄生虫の感染を防ぎ、アレルギー反応を起こす

主な血液検査の基準値

血球数算定	赤血球数（RBC）	・男性：$440×10^4 \sim 580×10^4 /\mu L$ ・女性：$380×10^4 \sim 520×10^4 /\mu L$
	ヘマトクリット（Ht）	・男性：40〜52% ・女性：34〜45%
	血色素量 （ヘモグロビン量、Hb）	・男性：14〜18g/dL ・女性：12〜16g/dL
	血小板数（Plt）	・$14×10^4 \sim 38×10^4 /\mu L$
	白血球数（WBC）	・成人：3,700〜9,400/μL ・新生児：8,000〜38,000/μL ・幼児：5,000〜15,000/μL
凝固・線溶系	プロトロンビン時間（PT）	・12〜14秒 ・活性：70〜100% ・PT-INR：1±0.15
	フィブリノゲン（Fbg）	・150〜400mg/dL
	フィブリン／フィブリノゲン分解産物 （FDP）	・FDP：10μg/mL ・Dダイマー：1μg/mL未満
	プラスミノゲン（PLG）	・75〜120%
	活性化部分トロンボプラスチン時間 （APTT）	・30〜40秒
	赤血球沈降速度（ESR）	・男性：1〜10mm/時 ・女性：3〜15mm/時

※基準値は、測定法や測定試薬によって異なる場合がある。自施設の基準を確認のこと。

体　液

- 体液とは、体内の水分とその中に溶解している電解質や栄養素を含む水溶液をいう。
- 体液は生命維持に必要なもので、浸透圧調整、水分・酸塩基平衡のバランス、筋の緊張を保っている。
- 成人では、体重の約60％を体液（水分）が占める。体液は細胞内液約40％と細胞外液約20％に分けられる。
- 細胞外液には組織液や血漿、リンパ、髄液などが含まれる。
- 体内に水分が増量する場合の多くは細胞外液の増量である。
- 体重1kgあたりの体内水分量は年齢により違いがあり、新生児は約80％、成人では約60％、高齢者では約50％を占める。

☑ 臨床への応用

水分必要摂取量

1日あたりの水分必要摂取量は、成人：50mL/kg、学童：80mL/kg、幼児：100mL/kg、乳児：150mL/kgである。

小児は基礎代謝量が高く、体重に対する体表面積が大きく不感蒸泄が活発なので、水分必要摂取量は多くなる。したがって、水分を定期的に与えないと脱水を容易に起こす。高齢者の場合、水分量が全体的に少なく、水分をとらないともともと少ない状態からもっと少なくなり容易に脱水を起こす。

小児や高齢者は自ら積極的に訴えないので、脱水の早期発見に注意する。

不感蒸泄とは、絶えず行われている体からの水分蒸発のことで、発汗以外の肺、皮膚、粘膜からの蒸発をいう。

☑ 関連する疾患

脱水

体液が喪失された状態を脱水という。

- 水欠乏性脱水：経口摂取困難、多量の発汗、下痢、尿崩症による
- Na欠乏性脱水：水とナトリウム（Na）が欠乏した状態で、水のみを補給したとき

体の構成割合（成人）

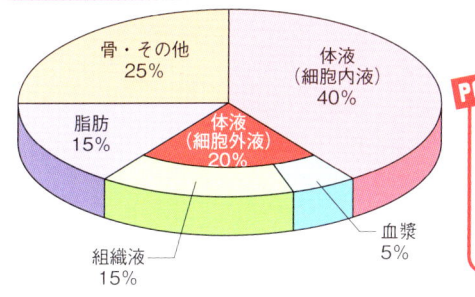

POINT

細胞外液とは細胞外にあるすべての体液
血漿、リンパ液、脳脊髄液などの管内細胞外液と組織液がある。

新生児・乳児・成人・老人の体内水分量と体液分布（体重％で表したもの）

	新生児	3か月乳児	1年児	成人	老人
全体液量	80	70	60	60	50
細胞外液	40	30	20	20	20
細胞内液	40	40	40	40	30

日野原重明，阿部正和，浅見一羊，他：系統看護学講座 専門基礎1 人体の構造と機能 ［1］解剖生理学 第6版．医学書院，東京，2001：320．より引用

体液バランス（1日あたりの水分出納：50kg成人の例）

摂取量（mL/日）		水分排泄・喪失量（mL/日）	
飲水	1,200	尿	1,600
食物中の水分	1,000	便	100
代謝水	300	不感蒸泄	
		・皮膚	500
		・肺	300
計	2,500	計	2,500

POINT

・水分必要摂取量＝尿量＋不感蒸泄＋便中水分－代謝水*
・一般成人で発熱のない場合
　必要水分量＝50（mL/kg）×現在の体重（kg）
・体温が1℃上昇するごとに、150mLずつ加える。

POINT

嘔吐や下痢、発汗があるときは、水分補給をしないと脱水になる。
腎臓や心臓疾患がある場合、尿量は減るが水分が体内にたまって浮腫が生じる。

＊代謝水：燃焼水のことで、体内の物質代謝の過程で生じる。成人では1日約300mL。

体液のpH調整

これは必ず覚えよう！

- 正常な血液（動脈血）のpHは7.35〜7.45で、弱アルカリ性である。
- pHのバランスには、重炭酸イオン（HCO_3^-）と動脈血二酸化炭素分圧（$PaCO_2$）が大きく関与している。
- 血液のpHが7.35を下回るとアシドーシス、7.45を上回るとアルカローシスとなる。アシドーシスとアルカローシスは、原因により代謝性と呼吸性に分類される。
- 代謝性アシドーシスは、腎不全（H^+が排出されず、HCO_3^-が生成されない）、糖尿病性ケトアシドーシス（有機酸であるケトン体が血中に増量）、下痢（ナトリウムイオンとHCO_3^-が減少）、筋肉の運動（乳酸が増量）で生じる。
- 代謝性アルカローシスは、嘔吐時（胃液の塩酸[HCl]の喪失時）に起こる。
- 呼吸性アシドーシスは、換気不全のとき二酸化炭素の排出が障害され、$PaCO_2$が上昇して起きる。
- 呼吸性アルカローシスは、換気が異常に亢進したとき二酸化炭素排出が過剰となり、$PaCO_2$が低下して起きる。

☑ 関連する疾患

浮腫を起こす疾患

血管内から細胞外液が組織液に移動し、貯留した状態を浮腫という。患者の容態悪化の徴候の1つとされている。

- ・心性浮腫：心不全、弁膜症などの心疾患による
- ・腎性浮腫：腎炎、腎不全などの腎疾患による
- ・低タンパク性浮腫：ネフローゼ症候群、栄養失調による

アシドーシスとアルカローシスの分類と原因

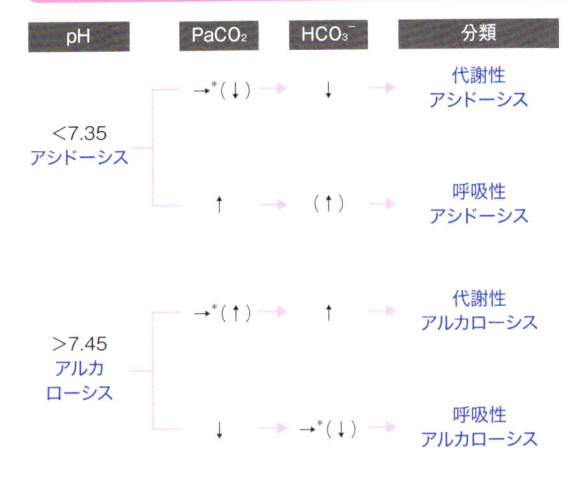

pH	PaCO₂	HCO₃⁻	分類	原因疾患など
<7.35 アシドーシス	→*(↓) →	↓ →	代謝性 アシドーシス	糖尿病、腎不全、薬物中毒など
	↑ →	(↑) →	呼吸性 アシドーシス	慢性閉塞性肺疾患（COPD）、神経筋疾患などによる呼吸障害
>7.45 アルカローシス	→*(↑) →	↑ →	代謝性 アルカローシス	繰り返す嘔吐、重炭酸の過剰投与、アルドステロン症、クッシング症候群
	↓ →	→*(↓) →	呼吸性 アルカローシス	過換気症候群、薬物性・低酸素症に基づく過換気（間質性肺炎など）

＊呼吸性の代償作用が起こっていない場合
　↑↓は一次性の変化を示す（↑は正常より上昇、↓は下降）
　（↑）（↓）は代償作用が起こった場合

細胞外液と細胞内液のイオン組成

	主な陽（＋）イオン	主な陰（－）イオン
細胞内液	K⁺	HPO₄²⁻（リン酸イオン）
細胞外液	Na⁺	Cl⁻

POINT

pHのバランスに最も貢献しているのが、重炭酸イオン（HCO₃⁻）である。水素イオン（H⁺）と結びつき、水と二酸化炭素を排出する（$HCO_3^- + H^+ \rightarrow CO_2 + H_2O$）。
pHは、重炭酸イオンと二酸化炭素（炭酸）の比によって決まる。HCO₃⁻を産生しているのは、主に腎臓の尿細管であり、腎臓が障害されると代謝性アシドーシスになる。

電解質

これは必ず覚えよう！

- 電解質（イオン）とは、溶液中で（＋）または（－）に電離する物質のことである。血液中には、ナトリウム（Na）、カリウム（K）、クロール（Cl）、カルシウム（Ca）などがある。

- 電解質異常とは、体液の電解質濃度のバランスが崩れている状態をいう。

- 低ナトリウム血症は血漿または血清中のナトリウム濃度が低下した状態である。嘔吐や下痢、減塩食や食事摂取不良、利尿薬投与などにより生じる。全身状態の衰弱、嘔気、意識状態の低下がみられる。

- 低カリウム血症は下痢や嘔吐、利尿薬長期使用、食事摂取不良、副腎皮質腫瘍時などに起こる。症状としては筋無力、意識障害、心電図異常がある。腎不全やカリウムの急速投与などで高カリウム血症になると心臓が停止するので慎重に対処する。

- 低カルシウム血症は腎障害、上皮小体機能低下、ビタミンD欠乏時に生じ、この場合筋肉のけいれん（テタニー）が起こり、心電図STの延長がみられる。高カルシウム血症は上皮小体機能亢進、悪性腫瘍の骨転移、ビタミンD過剰摂取などで生じ、便秘、腎結石、意識障害などの症状がみられる。

☑ 臨床への応用

電解質補給

食事や水分が摂れないとき、利尿薬使用、腎臓障害のときには電解質バランスが崩れやすい。欠乏状態に合わせて補給をするが、カリウムの投与は注意を要する。急激に静脈注射すると心停止を起こすので、点滴でゆっくり補給する。

アシドーシスのときは、乳酸ナトリウム液や炭酸水素塩液の補液を行う。アルカローシスのときは生理食塩水を補うが、いずれにしても慎重な調整が必要となる。

汗と尿は成分が似ているが、濃度は汗のほうが低い。発汗量が多くなると濃度は低下するので、水とともにNaCl（塩化ナトリウム）を補給する。

電解質異常

ナトリウム（Na）

高ナトリウム血症
・水分欠乏症（下痢、嘔吐、発汗、多尿、水分摂取不足）
・ナトリウム過剰症（クッシング症候群、原発性アルドステロン症、ナトリウム過剰摂取など）

基準値：134〜143mEq/L

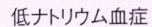

低ナトリウム血症
・ナトリウム欠乏症（アジソン病、ネフローゼ症候群、ナトリウム喪失性腎症、下痢、嘔吐など）
・水分過剰（心因性多飲症、低張性輸液製剤の過剰投与など）
・その他（うっ血性心不全、肝硬変など）

カリウム（K）

高カリウム血症
・カリウム排泄障害（アジソン病、急性・慢性腎不全、代謝性アシドーシスなど）
・細胞内カリウムの流出（溶血性疾患、代謝性アシドーシス、熱傷など）

基準値：3.2〜4.5mEq/L

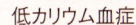

低カリウム血症
・カリウム摂取不足（栄養不足）
・カリウム喪失（嘔吐、下痢、原発性アルドステロン症、急性腎不全利尿期など）
・細胞内へのカリウムの移行（インスリン投与時）

カルシウム（Ca）

高カルシウム血症
・原発性副甲状腺機能亢進症
・悪性腫瘍（肺がん、骨転移）、成人T細胞白血病
・ビタミンD製剤過剰摂取、サイアザイド系利尿薬の内服など

基準値：8.8〜10.2mg/dL

低カルシウム血症
・過換気症候群などによるアルカローシス
・慢性腎不全による活性型ビタミンD産生低下
・副甲状腺機能低下症（特発性、遺伝性および頸部の手術や放射線治療による続発性）
・ビタミンD作用の低下（偏食、低栄養、日光曝露時間の不足）

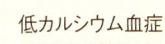

クロール（Cl）

高クロール血症
・下痢、嘔吐、多尿
・アルドステロン欠乏
・呼吸性アルカローシス
・尿細管性アシドーシスなど

基準値：99〜107mEq/L

低クロール血症
・下痢、嘔吐
・アジソン病
・呼吸性アシドーシス
・急性・慢性腎不全

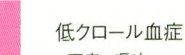

西﨑祐史、渡邊千登世編：ケアに生かす検査値ガイド 第2版．照林社，東京，2018．を参考に作成
※基準値は、測定法や測定試薬によって異なる場合がある。自施設の基準を確認のこと。

脾　臓

これは必ず覚えよう！

- 脾臓は長さ約10cm、幅7cm、厚さ3cm、重さ100〜250gの卵円扁平形の臓器で、腹部の左上部にある。前面に胃底、後面は横隔膜に接する。
- 脾臓は暗赤色で血管に富み、多量の血液を含む。
- 脾臓の内側面中央にある脾門には脾動脈と脾静脈、神経、リンパ管が出入りし、表面の被膜が内部まで入り込む脾柱があり、脾柱間には脾髄が存在する。
- 脾臓は、赤脾髄（赤血球に富み、赤暗色）と白脾髄（リンパ小節が多い）に分けられる。
- 脾臓には食作用により不要となった赤血球の破壊や血液の濾過、リンパ球や免疫抗体の産生、鉄代謝などの機能がある。
- 胎生後期では赤血球、白血球をつくる。

☑ 関連する疾患

脾腫
急性感染症や血液疾患、寄生虫病等があると、脾臓が腫れる。左の肋骨弓の下で触診を行う。

脾機能亢進症
脾機能亢進症では、脾臓が腫れて血液がたまり、脾臓での骨髄抑制のため、末梢血では貧血、白血球減少、血小板減少をきたす。

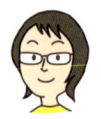

脾臓は胎生期では赤血球をつくりますが、生後は赤血球の破壊を行います。
脾臓は摘出されても直接生命には影響しません。

脾臓の構造

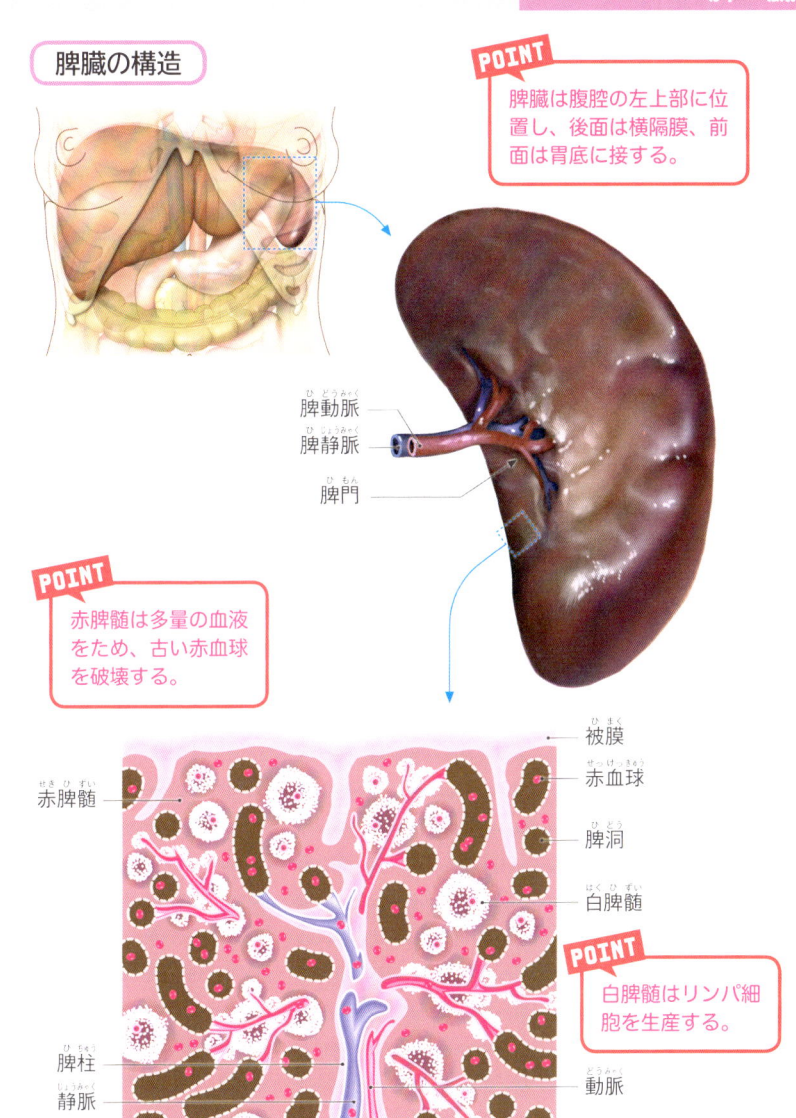

脾臓は腹腔の左上部に位置し、後面は横隔膜、前面は胃底に接する。

脾動脈（ひ どうみゃく）
脾静脈（ひ じょうみゃく）
脾門（ひ もん）

赤脾髄は多量の血液をため、古い赤血球を破壊する。

被膜（ひ まく）
赤血球（せっ けっきゅう）
脾洞（ひ どう）
白脾髄（はく ひ ずい）

赤脾髄（せき ひ ずい）

脾柱（ひ ちゅう）
静脈（じょうみゃく）
動脈（どうみゃく）

白脾髄はリンパ細胞を生産する。

137

皮 膚

これは必ず覚えよう！

- 皮膚は人体の表面を覆い、知覚作用（触覚、痛覚、温覚、冷覚）をもつ。
- 皮膚には外界からの刺激や体液喪失などからの保護、体温調整、汗・皮脂の分泌・排泄、免疫機能、呼吸、経皮吸収などの機能がある。
- 皮膚は表皮、真皮、皮下組織、付属器（毛、汗腺、脂腺、爪）からなる。
- 表皮は皮膚の表層にあり、大部分は上皮細胞である。表層に向かって基底層、有棘層、顆粒層、角質層の4層からなる。
- 真皮は乳頭層、乳頭下層、網状層の3層からなる線維性結合組織である。毛包、脂腺、汗腺、神経系、平滑筋等がある。
- 皮下組織には多数の脂肪細胞、皮静脈、皮神経、毛根の先端である毛乳頭がある。
- 皮膚には脂腺や汗腺がある。
- 脂腺は脂肪を分泌して表面をなめらかにし、保護する。手掌・足底を除く全身の真皮内にある。
- 汗腺には小汗腺のエクリン腺と大汗腺のアポクリン腺がある。
- エクリン腺は全身に分布し、体温調節に関与する。分泌する汗は弱酸性で、水分に富んだものである。アポクリン腺は腋窩、乳房、外陰部などに分布し、体毛が生えはじめる思春期から活発にはたらきだす。分泌する汗は弱アルカリ性で、体温調節はしていない。

☑ 臨床への応用

高齢者のスキンケア

高齢者の皮膚は、分泌が少なく脆弱でドライスキンとなっている。洗浄する際は弱酸性の石けんを使い、よくすすぎ、保湿剤を使う。また、外力により皮膚表層間の軟部組織の血流低下が続けば、不可逆的な阻血性障害を起こし、褥瘡となる。

皮膚の構造

角質層
顆粒層
有棘層
基底層

表皮が基底層の基底細胞から顆粒層の角質細胞（角質層）まで分化し、細胞死を起こした角質細胞が垢として脱落するまで（ターンオーバーという）の期間は、2週間から1か月前後である。加齢により遅延する。

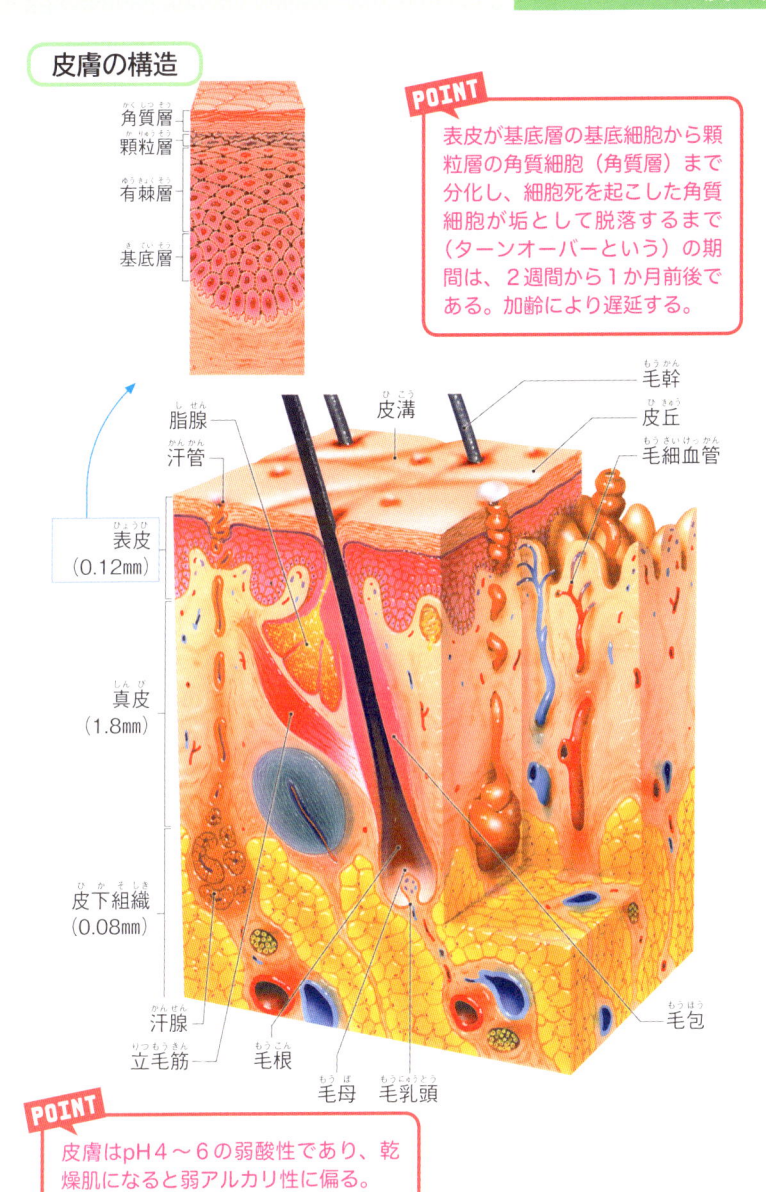

毛幹
皮溝
皮丘
毛細血管

脂腺
汗管
表皮
（0.12mm）

真皮
（1.8mm）

皮下組織
（0.08mm）

汗腺
立毛筋
毛根
毛母
毛乳頭
毛包

皮膚はpH4〜6の弱酸性であり、乾燥肌になると弱アルカリ性に偏る。

眼

これは必ず覚えよう！

- 眼（眼球）は光の刺激を感受し、視覚をつかさどる。
- 角膜は眼を保護する役割をもち、光を屈折し眼内へ送る。
- 水晶体は遠近のものにピントを合わせて厚みを自動的に調整し、網膜に像を結ぶ。網膜の外層である網膜色素上皮のすぐ内側には杆状体（明暗を感じる）、錐状体（色彩を感じる）といった視細胞がある。
- 網膜の内層には視神経がある。視神経は視神経乳頭に集中し、強膜を貫き眼球を出る。乳頭には視細胞がなく、光を感じない。
- 虹彩は網膜に入る光を加減する絞りの役割をもち、瞳孔の大きさを調整する。虹彩は毛様体、脈絡膜につながり、前者は水晶体の厚みの調整、後者は網膜に栄養を与え、眼内を暗くして光のコントラストをつける。
- 前眼房（虹彩の前）、後眼房（水晶体と虹彩の間）は、眼房水で満たされている。
- 硝子体は無色透明のゼリー状の物質で、外力を分散し眼球の形を保つ。

☑ 関連する疾患

緑内障と白内障

眼圧は眼房水の産生と排出で調整されている。原発性緑内障は眼房水の流出部である前眼房隅角の閉塞により生じる。続発性緑内障には水晶体原性緑内障、血管新生緑内障、ステロイド緑内障、ぶどう膜炎緑内障などがある。

水晶体が白く混濁するのは白内障である。水晶体を摘出し、メガネやコンタクトレンズの使用により、ある程度視力が回復できる。

老視

老視は、水晶体の屈折調整の作用が低下した状態である。

近視と遠視

近視は平行に入ってきた光線が網膜よりも前に焦点を結ぶ状態で、後方に結ばれるのが遠視である。近視の矯正には凹レンズ、遠視には凸レンズを使う。

眼球の構造

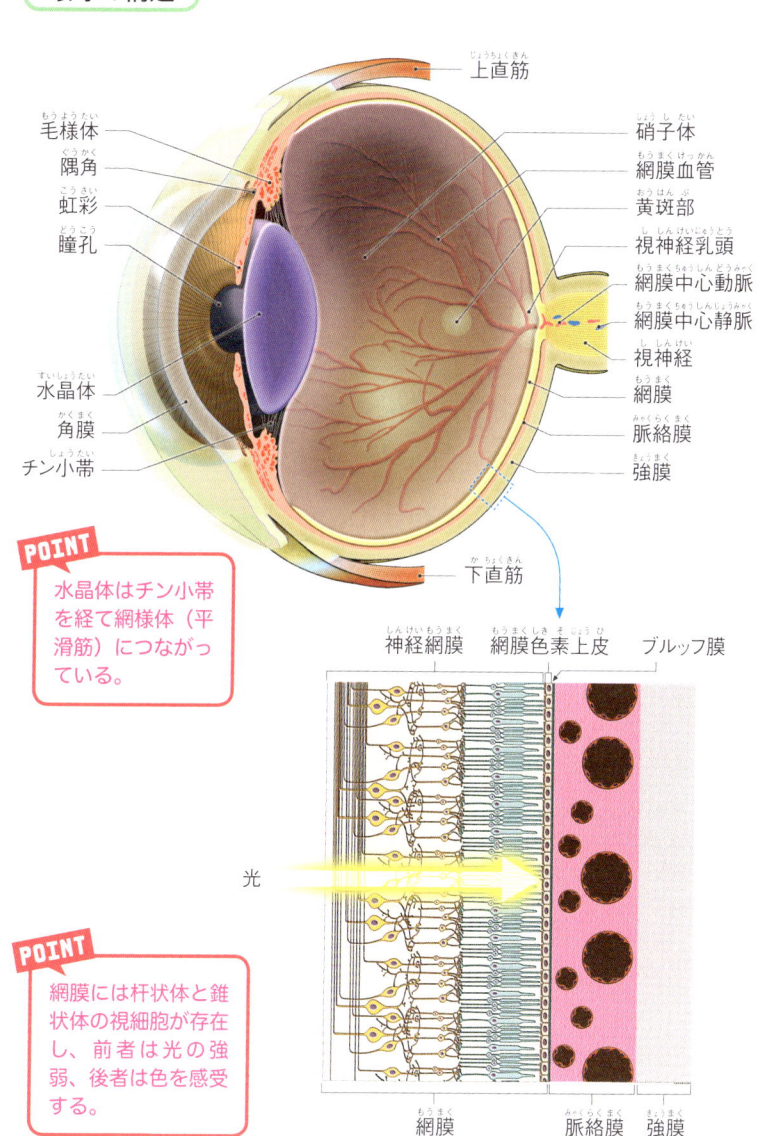

上直筋

毛様体
隅角
虹彩
瞳孔

水晶体
角膜
チン小帯

硝子体
網膜血管
黄斑部
視神経乳頭
網膜中心動脈
網膜中心静脈
視神経
網膜
脈絡膜
強膜

下直筋

POINT
水晶体はチン小帯を経て網様体（平滑筋）につながっている。

神経網膜　　網膜色素上皮　　ブルッフ膜

光

POINT
網膜には杆状体と錐状体の視細胞が存在し、前者は光の強弱、後者は色を感受する。

網膜　　　脈絡膜　強膜

耳

これは必ず覚えよう！

- 耳は聴覚と平衡感覚をつかさどる。
- 耳は外耳、中耳、内耳からなる。外耳と中耳は伝音器で、内耳は感音器と平衡感覚器である。
- 鼓膜は外耳と中耳の境となり、厚さは0.1mmで真珠様の光沢がある。音の発生に伴い鼓膜が振動し、次に中耳の耳小骨（ツチ骨、キヌタ骨、アブミ骨）が揺れ動く。
- 内耳は、骨迷路と膜迷路と呼ばれる複雑な軟組織（前庭、三半規管、蝸牛）からなる。骨迷路の中に同じ形をした膜迷路がある。
- 骨迷路と膜迷路の隙間には外リンパ、膜迷路の内部には内リンパという液体が存在する。
- 耳小骨に伝わった振動は、内耳の前庭窓から前庭階の外リンパに伝わり、蝸牛の頂点から鼓室階を経て蝸牛窓を振動させる。このとき中央階（蝸牛管）の内リンパも振動して、周波数に応じた部位の基底膜が振動し、その上のラセン器（コルチ器）がその振動を感知して音の受容が行われる。この信号が蝸牛神経から聴覚中枢に伝えられ音を感じる（聴覚）。
- 蝸牛神経は聴覚伝導路を、前庭神経は平衡覚伝導路を構成する。

☑ 関連する疾患

難聴をきたす疾患

難聴は外耳の疾患（耳垢塞栓、外耳道異物や腫瘍など）、中耳の疾患（中耳炎など）、内耳の疾患（メニエール病、突発性難聴など）、薬剤や騒音、年齢的な原因などで起こる。伝音性難聴は外耳・中耳の障害であり、手術や補聴器により聴覚回復効果が期待できる。しかし、内耳・聴覚神経の障害である感音性難聴では難しい。老人性難聴は感音性難聴であり、特に高音聴覚が障害される。

めまいをきたす疾患

めまいは、中枢性（脳幹、小脳性障害）、末梢性（内耳性）に分類される。末梢性めまいは突発性難聴、メニエール病などでみられる。メニエール病の原因は明らかではないが、本態は膜迷路の内リンパ水腫である。

耳の構造

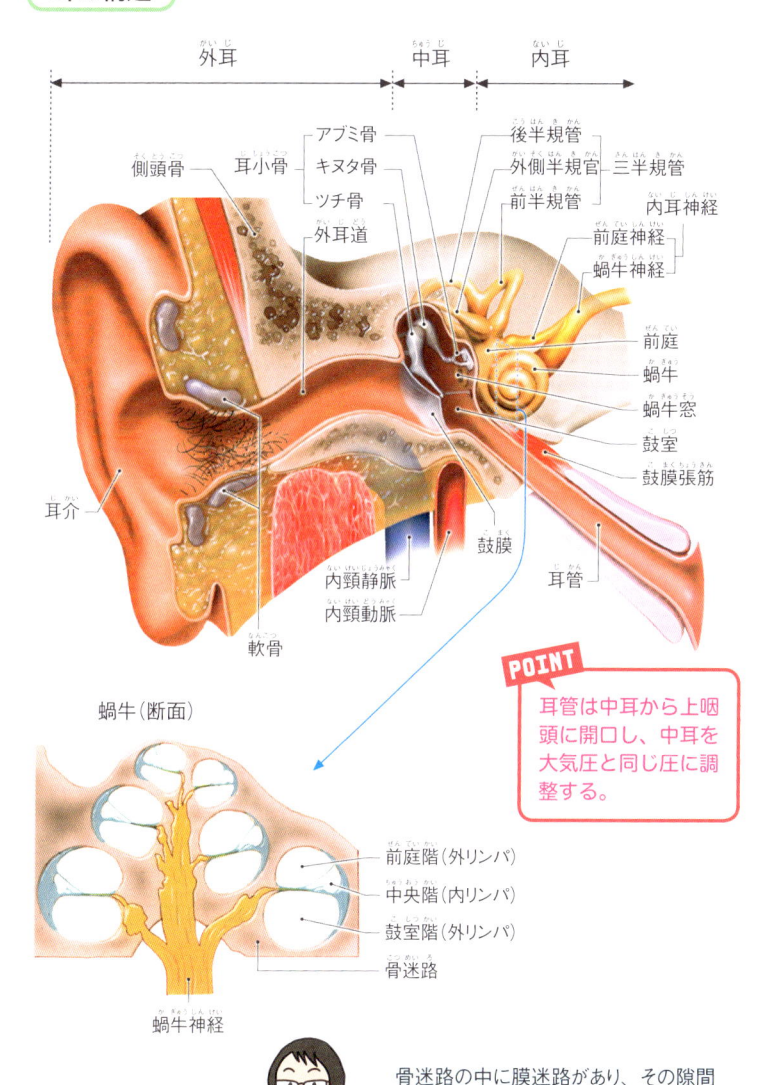

外耳　中耳　内耳

- アブミ骨
- キヌタ骨
- ツチ骨
- 側頭骨
- 耳小骨
- 外耳道
- 後半規管
- 外側半規管
- 前半規管
- 三半規管
- 内耳神経
- 前庭神経
- 蝸牛神経
- 前庭
- 蝸牛
- 蝸牛窓
- 鼓室
- 鼓膜張筋
- 耳介
- 軟骨
- 内頚静脈
- 内頚動脈
- 鼓膜
- 耳管

POINT

耳管は中耳から上咽頭に開口し、中耳を大気圧と同じ圧に調整する。

蝸牛（断面）

- 前庭階（外リンパ）
- 中央階（内リンパ）
- 鼓室階（外リンパ）
- 骨迷路
- 蝸牛神経

骨迷路の中に膜迷路があり、その隙間にリンパ液が満たされています。

143

男性の生殖器

- 精巣（せいそう）は左右一対の器官で、陰嚢（いんのう）の中にあり、白膜（はくまく）で包まれている。
- 精巣内部には精細管（せいさいかん）を多数含む小葉（しょうよう）がある。
- 精子（せいし）は精細管で形成され、精母細胞から精子になるには約74日間かかる。
- 精巣上体（せいそうじょうたい）（副睾丸（ふくこうがん））は精巣の上端に付着しており、精子が射精されるまで蓄える。
- 精嚢（せいのう）は、フルクトースや特殊な凝固タンパクを含む精嚢液を分泌する。
- 陰茎（いんけい）は海綿体が発達し、血液で満たされると勃起（ぼっき）する。
- 前立腺（ぜんりつせん）は栗の実大の器官で、においのある乳白色の前立腺液（アルカリ性）を分泌する。また、平滑筋を収縮させ、精液の放出を行う。

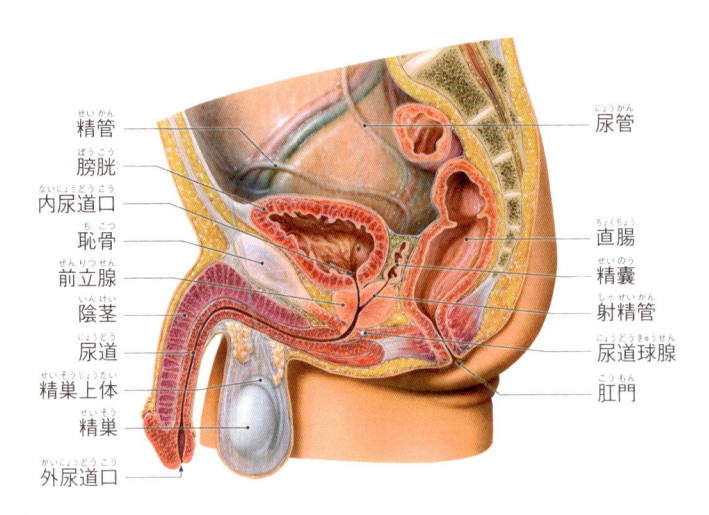

精管（せいかん）
膀胱（ぼうこう）
内尿道口（ないにょうどうこう）
恥骨（ちこつ）
前立腺（ぜんりつせん）
陰茎（いんけい）
尿道（にょうどう）
精巣上体（せいそうじょうたい）
精巣（せいそう）
外尿道口（がいにょうどうこう）

尿管（にょうかん）
直腸（ちょくちょう）
精嚢（せいのう）
射精管（しゃせいかん）
尿道球腺（にょうどうきゅうせん）
肛門（こうもん）

☑ 関連する疾患

前立腺がん
主に前立腺の外腺に発生するため、自覚症状が出現しにくい。前立腺に特異的な血中のPSA値の測定、直腸内触診、画像検査が行われる。

女性の生殖器

これは必ず覚えよう！

- 子宮は膀胱と直腸の間にあり、上部は卵管を通じて卵巣に、下部は腟につながる。
- 子宮壁は粘膜・筋層・漿膜（腹膜）の3層からなり、それぞれ子宮内膜・子宮筋層・子宮外膜という。
- 卵巣は子宮の両側に左右一対あり、皮質と髄質からなる。
- 卵管は子宮底から両手を広げるように外方に向かい、間質部、峡部、膨大部、采部の4部からなる。
- 直腸子宮窩（ダグラス窩）は、子宮と直腸の間のくぼみで、腹腔内出血や膿がたまりやすい。
- 腟は重層扁平上皮で覆われ、筋層は内輪・外縦の2層である。

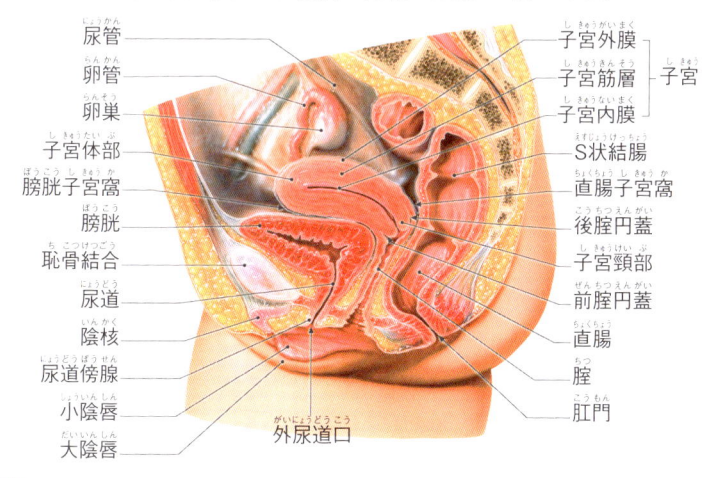

尿管
卵管
卵巣
子宮体部
膀胱子宮窩
膀胱
恥骨結合
尿道
陰核
尿道傍腺
小陰唇
大陰唇
外尿道口
子宮外膜
子宮筋層 ｝子宮
子宮内膜
S状結腸
直腸子宮窩
後腟円蓋
子宮頸部
前腟円蓋
直腸
腟
肛門

☑ 関連する疾患

子宮外妊娠

子宮腔以外の場所に受精卵が着床、生育することをいう。卵管妊娠が一番多く、腹膜妊娠、卵巣妊娠が続く。ダグラス窩内出血等がみられる。

乳　房

これは必ず覚えよう！

- 乳房は、乳腺と多量の脂肪細胞からなる。
- 乳腺は妊娠すると黄体ホルモンと胎盤からのホルモンにより急速に増加する。
- 乳輪はメラニン色素を含み、妊娠すると色が濃くなる。
- 乳輪には特殊なアポクリン腺がある。
- 乳児が乳頭を吸うと、その刺激で下垂体後葉からオキシトシンが放出され、乳管壁の平滑筋が収縮し、乳汁を放出する。
- 分娩後、さかんに乳汁分泌を促すのは下垂体前葉からの乳腺刺激ホルモン（プロラクチン）であり、このとき卵巣の活動を抑制する。

☑ 臨床への応用

乳房マッサージ

妊娠中期より、授乳に備え軽くマッサージを行う。分娩後は乳汁分泌促進、乳汁うっ滞緩和、乳管の開通をよくするためにマッサージを行う。

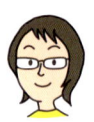

出産後、まめに授乳するほど悪露（子宮から排泄される分泌物）が出て、子宮復古を促します（母乳は母子両方によい）。

☑ 関連する疾患

乳がん

正常な乳房は自由に下層（大胸筋）からずらして動かせる。乳がんになると、乳房は下層組織と癒着するため動かない。好発部位は乳房の外側上部である。無痛性かつ孤立性で、表面がでこぼこした硬い腫瘤が触れる。

乳がんは、リンパ行性転移を起こしやすい。

乳房の構造（断面）

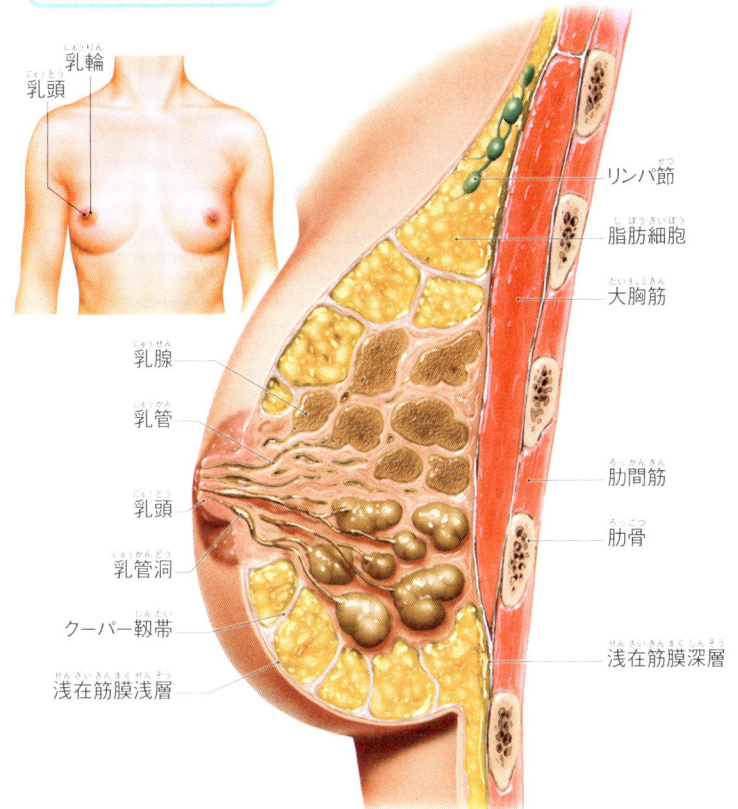

乳輪（にゅうりん）
乳頭（にゅうとう）

リンパ筋（せつ）
脂肪細胞（しぼうさいぼう）
大胸筋（だいきょうきん）

乳腺（にゅうせん）
乳管（にゅうかん）

乳頭（にゅうとう）

乳管洞（にゅうかんどう）

クーパー靱帯（じんたい）

浅在筋膜浅層（せんざいきんまくせんそう）

肋間筋（ろっかんきん）
肋骨（ろっこつ）

浅在筋膜深層（せんざいきんまくしんそう）

オキシトシンとプロラクチンの流れと作用

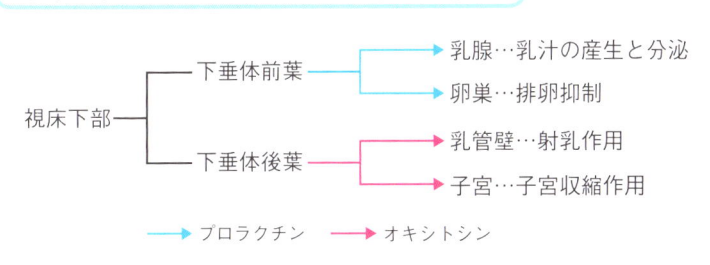

視床下部 ── 下垂体前葉 ──→ 乳腺…乳汁の産生と分泌
　　　　　　　　　　　　──→ 卵巣…排卵抑制
　　　　　 ── 下垂体後葉 ──→ 乳管壁…射乳作用
　　　　　　　　　　　　──→ 子宮…子宮収縮作用

──→ プロラクチン　　──→ オキシトシン

147

性周期

> **これは必ず覚えよう！**

- 卵巣周期は卵胞期（月経開始日から排卵が起こるまでの期間）、排卵期（排卵が起こる日）、黄体期（排卵から次の月経開始前日まで）からなる。
- 月経周期は卵巣周期に応じて子宮内膜が変化する。月経期（子宮内膜が脱落し出血する時期）、増殖期（子宮内膜の増殖が排卵まで続く時期）、分泌期（子宮内膜のさらなる増殖時期）からなり、卵巣周期と関係している。
- 月経周期の月経期と増殖期が、卵巣周期の卵胞期と一致する。月経周期の分泌期は、卵巣周期の黄体期にあたる。
- 増殖期は、卵胞ホルモン（エストロゲン）の作用であり、分泌期では黄体ホルモン（プロゲステロン）も加わる。
- 卵胞ホルモンは、下垂体前葉の卵胞刺激ホルモン（FSH）の刺激により卵巣の成熟卵胞から分泌される。女性の第2次性徴、子宮内膜の増殖、子宮収縮を行う。卵胞ホルモンにはエストラジオール、エストロン、エストリオール等がある。
- 黄体ホルモンは、下垂体前葉の黄体形成（黄体化）ホルモン（LH）の刺激により卵巣の黄体から分泌される。子宮内膜の増殖期から分泌期に、排卵抑制、体温上昇、乳腺発育などを行う。
- LHの急激な上昇（LHサージ）が排卵の引き金になる。

> **☑ 臨床への応用**
>
> **基礎体温**
>
> 基礎体温は各周期や排卵を予測できる。卵胞期では低温相となり、一度下がって（排卵）、黄体期では高温相となる。
>
> 妊娠すると黄体からエストロゲンとプロゲステロンの分泌が続き（高温相）、妊娠が成立しなかった場合には黄体は萎縮し、エストロゲンとプロゲステロンの分泌が低下し、子宮内膜は剥がれて月経が起こる（低温相）。
>
> 妊娠して胎盤ができると、胎盤からヒト絨毛性ゴナドトロピン、エストロゲン、プロゲステロン、リラキシン、ヒト胎盤性ラクトゲンなどのホルモンが分泌される。

女性の性周期

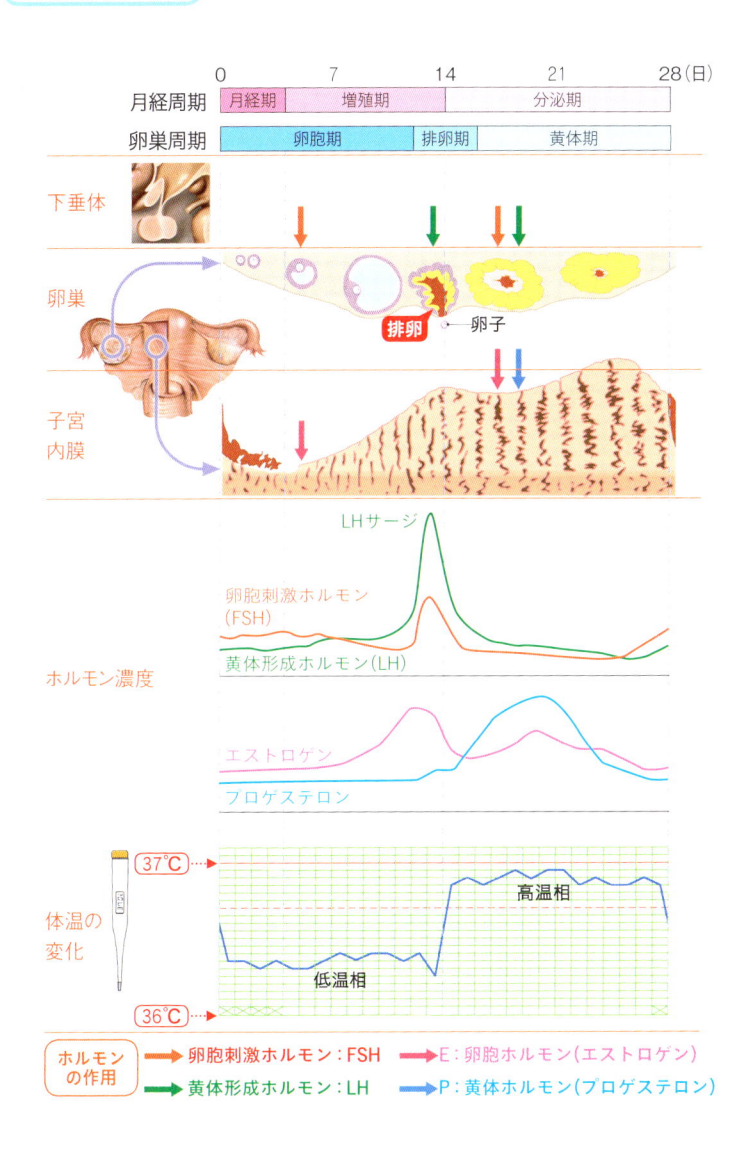

索 引

参考文献

1 ）美田誠二編著：得意になる解剖生理. 照林社，東京，2010.

2 ）坂井建雄，岡田隆夫：系統看護学講座 専門基礎分野 人体の構造と機能 [1] 解剖生理学 第8版. 医学書院，東京，2009.

3 ）日野原重明, 阿部正和, 浅見一羊, 他：系統看護学講座 専門基礎1 人体の構造と機能 [1] 解剖生理学 第6版. 医学書院，東京，2001.

4 ）日野原重明, 関泰志, 阿部正和：解剖学・生理学 第2版. 医学書院，東京，1974.

5 ）吉田篤監修, 左明著：早わかり解剖学ハンドブック. ナツメ社，東京，2011.

6 ）山内敦子, 亀山美知子, 古瀬敬子編：ナース・看護学生のためのベッドサイドの数値表 第3版. 学習研究社，東京，1996.

7 ）藤田恒夫：入門人体解剖学 改訂第4版. 南江堂，東京，1999.

8 ）竹内修二監修：プロが教える 人体のすべてがわかる本. ナツメ社，東京，2012.

らくらく学べて、臨床に生かせる
解剖生理ポイントブック［第2版］

2012年1月25日　　第1版第1刷発行	著　者　内田　陽子
2018年3月10日　　第1版第7刷発行	発行者　有賀　洋文
2019年2月25日　　第2版第1刷発行	発行所　株式会社照林社

〒112-0002
東京都文京区小石川2丁目3-23
電話　03-3815-4921（編集）
　　　03-5689-7377（営業）
http://www.shorinsha.co.jp/
印刷所　大日本印刷株式会社

検印省略（定価はカバーに表示してあります）
ISBN978-4-7965-2453-7

郵便はがき

１１２-８７９０

０６５

（受取人）

東京都文京区

小石川二丁目三-二三

照林社　書籍編集部行

□□□-□□□□　TEL　　－　　－

都道府県	市区郡		

（フリガナ）

お名前

男・女　年齢　　　歳

あなたは　1.学生　2.看護師・准看護師　3.看護教員　4.その他（　　　　　）

学生の方　1.大学　2.短大　3.専門学校　4.高等学校　5.その他（　　　　　）
　　　　　1.レギュラーコース　2.進学コース　3.准看護師学校

臨床の方　所属の病棟名（　　　　　）病棟　役職　1.師長　2.主任　3.その他（　　　）
　1.大学病院　2.国立病院　3.公的病院(日赤、済生会など)　4.民間病院(医療法人など)　5.その他（　　　）

看護教員の方　ご担当の科目　1.総論　2.成人　3.小児　4.母性　5.その他（　　　　　）

その他の所属の方　所属先　1.保健所　2.健康管理室　3.老人施設　4.その他（　　　　　）

今後、出版物（雑誌・書籍等）のご案内、企画に関係するアンケート、セミナー等のご案内を希望される方はe-mailアドレスをご記入ください。
E-mail

ご記入いただいた情報は厳重に管理し第三者に提供することはございません。

『解剖生理ポイントブック 第2版』
愛読者アンケート

(200453)

★ご愛読ありがとうございました。今後の出版物の参考にさせていただきますので、アンケートにご協力ください。

●本書はどのようにして購入されましたか？
　1.書店で実物を見て　2.書店の配達で　3.インターネット書店で
　4.学会等の展示販売で　5.その他(　　　　　　　　　　　　　　　　)

●書店で本書を手にとり、購入いただいた動機は下記のどれですか？(いくつでも)
　1.タイトルを見て　2.表紙に惹かれて　3.目次を見て
　4.編者・執筆者を見て　5.内容を立ち読みして
　6.イラスト・写真が多かったから　7.新しい情報が入っていたから
　8.その他(　　　　　　　　　　　　　　　　　　　　　　　　　　)

●本書を何でお知りになりましたか？（いくつでも）
　1.書店で実物を見て　2.書店店員に紹介されて
　3.病院・学校から紹介されて　4.友人・知人に紹介されて
　5.チラシを見て　6.エキスパートナース・プチナースの広告を見て
　7.インターネットで調べて
　8.その他(　　　　　　　　　　　　　　　　　　　　　　　　　　)

●本書をごらんになったご意見・ご感想をお聞かせください。
　1.やさしかった　2.難しかった　3.読みやすかった　4.読みにくかった
　5.内容は十分だった　6.物足りなかった　7.新鮮さを感じた
　8.従来の本と変わりなかった　9.レベルが高かった　10.レベルが低かった
　11.定価は(高い・普通・安い)　12.表紙は(よい・悪い)
　13.その他(　　　　　　　　　　　　　　　　　　　　　　　　　)

●本書と同じ小さめのサイズの本で、欲しいテーマがあれば教えてください。

●あなたが欲しいと思う本の内容・テーマを教えてください。

ありがとうございました